女子栄養大学の疲れをとるもやしレモン

三浦理代（女子栄養大学名誉教授）監修
柴田真希（管理栄養士）レシピ製作・監修

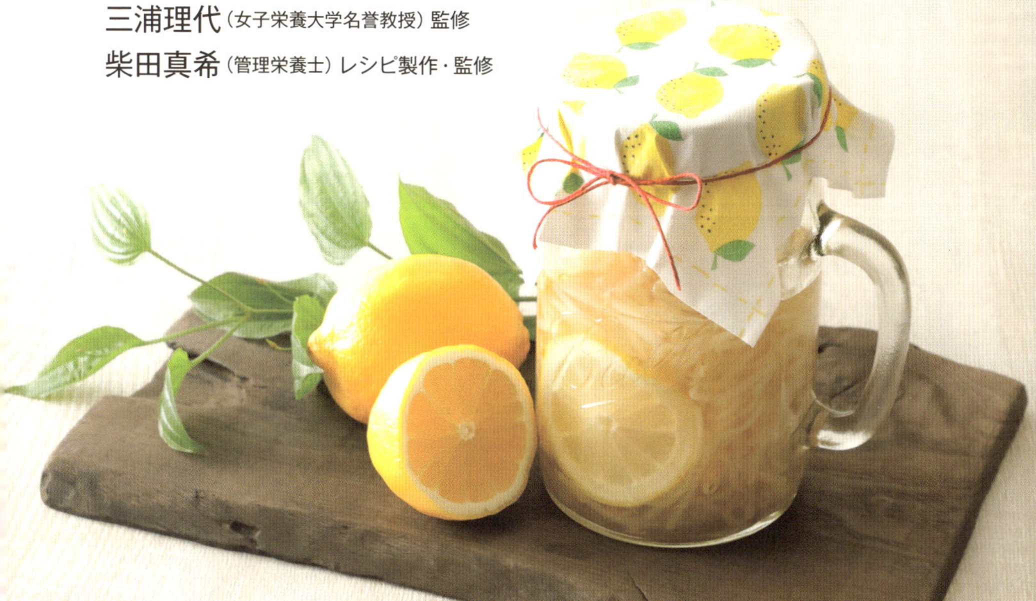

X-Knowledge

たったの5分で作れる!

安くて栄養満点のもやしレモンは
疲れ知らずのスーパー健康食

女子栄養大学名誉教授　三浦理代

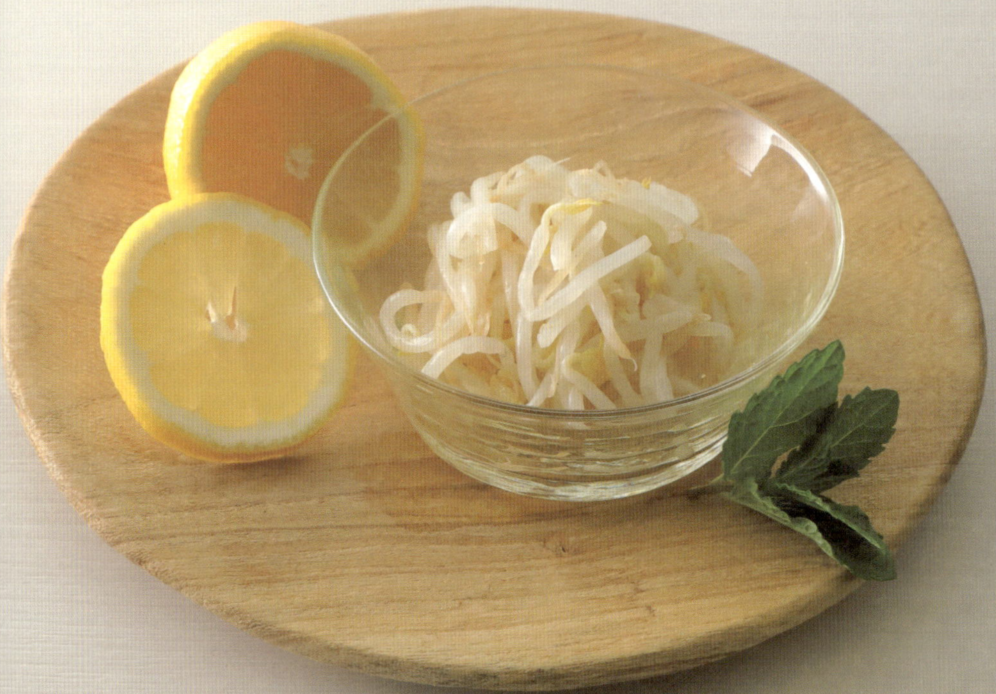

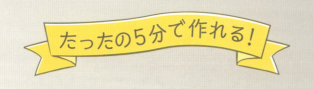

もやしとレモンの相乗効果で
疲労回復や美肌を強力サポート

もやしはひょろっと細くて栄養がなさそうに見えますが、実は様々な栄養素を含む食材。豆から発芽する際に、ビタミンＣやアスパラギン酸など、それまで持っていなかった新しい栄養素を生み出します。

このもやしと相性抜群なのが、ビタミンＣやクエン酸を豊富に含むレモンです。今回ご紹介する「もやしレモン」はこの２つの素材がドッキングして、さらにパワーアップしたスーパー健康食です。

もやしとレモンの栄養素が組み合わさることで、様々な相乗効果が生まれます。

その代表格が**疲労回復効果。**
レモンに含まれるクエン酸は「ＴＣＡ回路」という体内でエネルギーを生み出すサイクルを動かし、**疲労のもとになる乳酸を分解**します。
もやしのアスパラギン酸がこの働きを強力サポート！

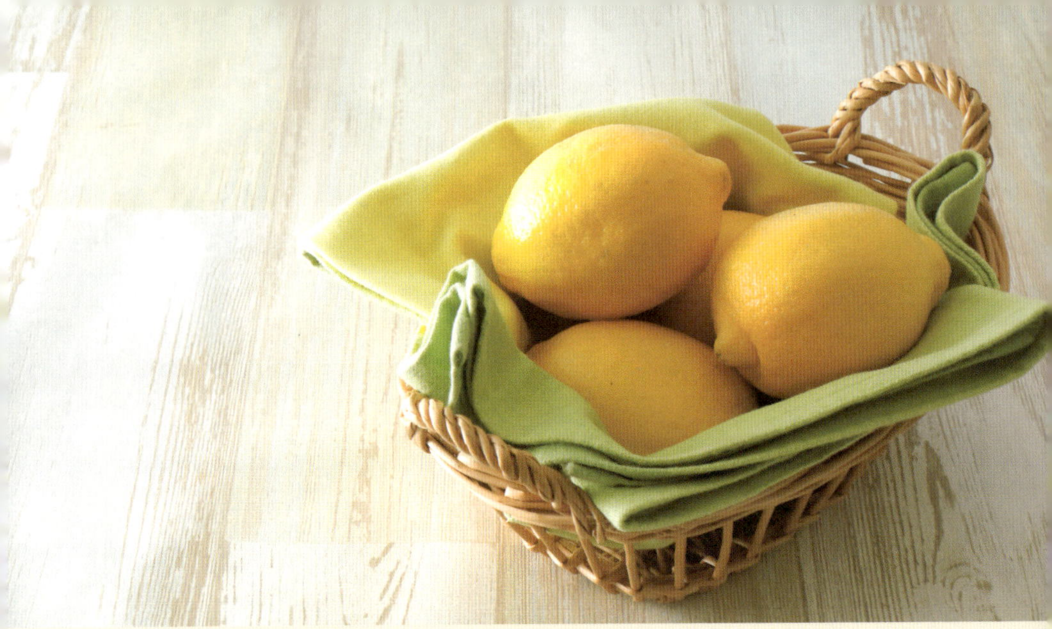

スタミナドリンクの成分にもなっているアスパラギン酸が加わることで、Wの疲労回復効果が期待できます。

2つめは**美肌効果。**

レモンに多く含まれるビタミンCには抗酸化作用があり、しみやしわ、たるみなど**肌の老化を防ぎます。**
これを助けるのがもやしのアスパラギン酸。肌の新陳代謝を促進し、角質の水分を保持して、うるおいのある美肌へと導きます。

他にもレモンのクエン酸の「キレート作用」によって、大豆もやしのカルシウムの吸収率をアップし、**骨を強化**するなど、さまざまな相乗効果が期待できます。

すぐに作れておいしい、だから毎日続けられる。

もやしレモンの魅力はまず何といってもその**安さ。**
２００ｇ入りの緑豆もやしが1袋30円前後なので、**1食分のもやし50ｇは約7～8円！**
レモンや他の調味料を合わせても、非常にリーズナブルで、家計に優しいメニューです。

調理時間はたったの５分！ もやしをさっとゆでて、レモン汁などと混ぜるだけ。電子レンジでも調理ＯＫ！ すぐに作れるので、忙しい主婦やＯＬの味方です。冷蔵庫で３日ほど保存もできるので、**作りおき**しておけば、副菜やお弁当のおかずに困ったときにも便利です。

おまけに1食たったの15カロリーで、**ダイエットの強い味方！**
かさがあり、シャキシャキと食べ応えがあるので、よく噛んで食べることで満腹中枢を刺激し、食べすぎによる肥満を防いでくれます。

毎日食べても飽きないあっさり爽やかな味も魅力。どんな食材にもよく合うので、簡単レシピ（Ｐ39～54）で毎日違うトッピングを楽しんだり、応用レシピ（Ｐ55～１１８）で今日は肉料理、明日は魚料理と、様々なメニューにトライするのもいいでしょう。
もやしレモンを今日から食卓に加えて、健康で楽しい食生活をお過ごしください。

もやしレモンは
こんなお悩みに効く！

疲れがとれず、
いつも
体がだるい

風邪を
引きやすく、
治りにくい

血圧や血糖値が
気になる

慢性の便秘を
どうにかしたい

骨が
弱ってきて、
将来寝たきりが
心配

ストレスが
たまって心も
お疲れ気味

ドロドロ
血液で
生活習慣病が
心配

しみやくすみなど、
肌の老化が
気になる

無理なく
健康的に
やせたい

体力が落ちて、
エネルギーが
湧いてこない

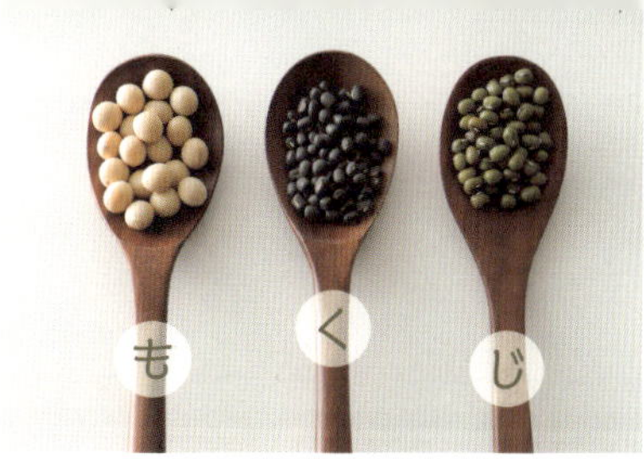
もくじ

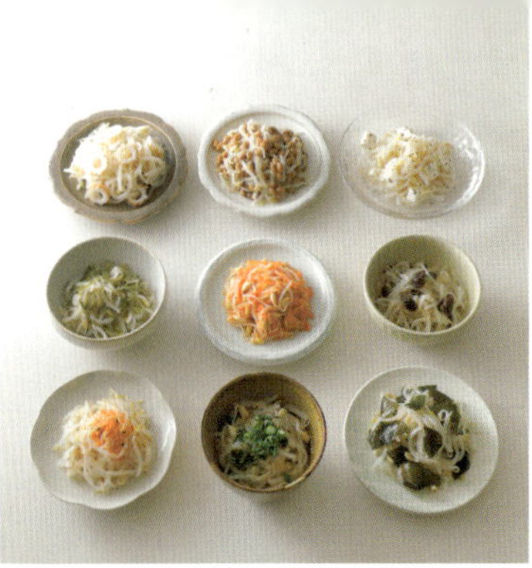

3章

他の具材と混ぜるだけ！

4章

もやしレモンが53通りに大変身！

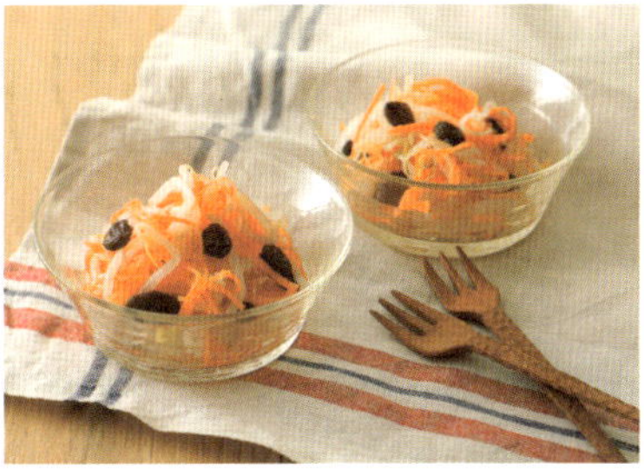

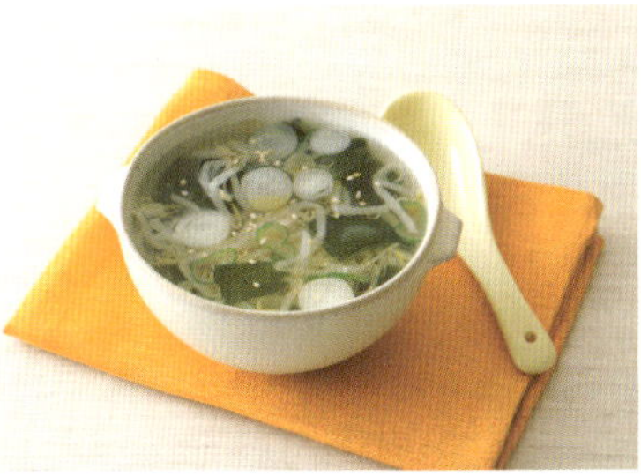

3　卵・豆腐料理
Egg & Tofu

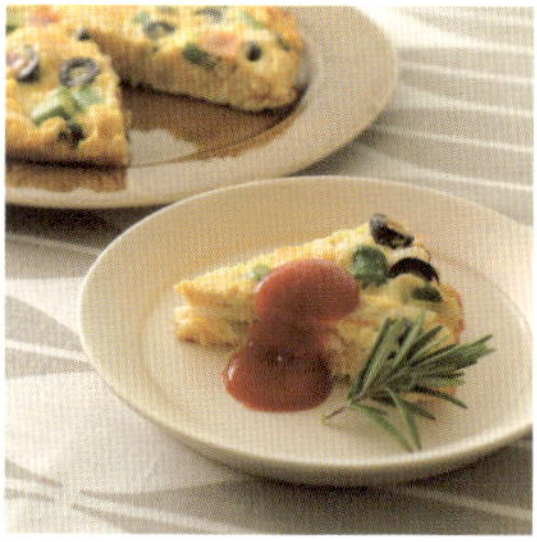

4　魚料理
Fish

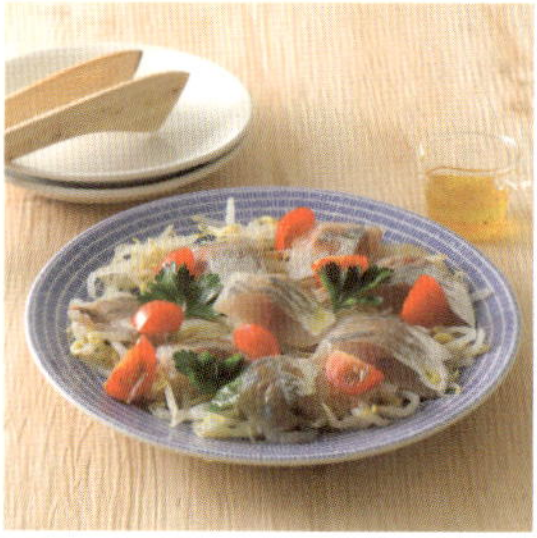

5　肉料理
Meat

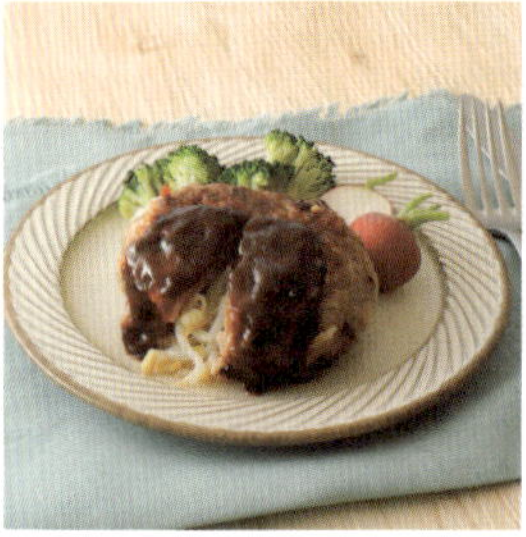

6 ごはん *Rice*

7 麺 *Noodle*

8 パン *Bread*

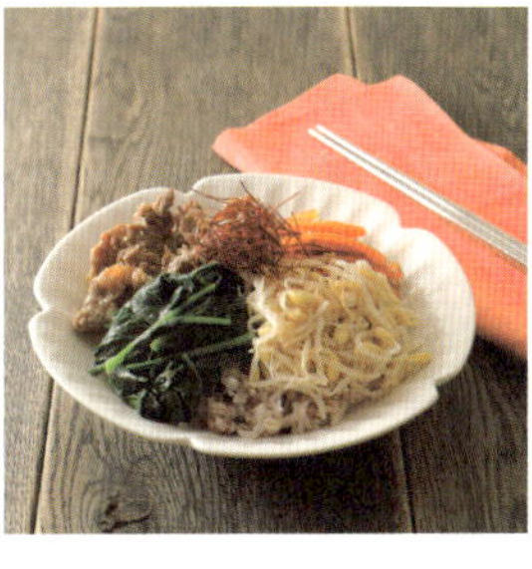

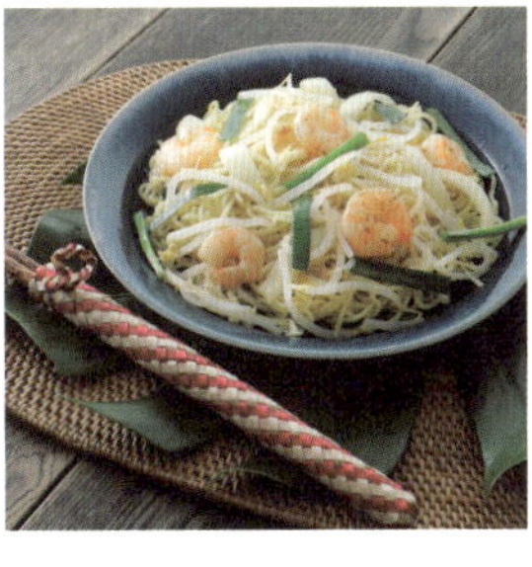

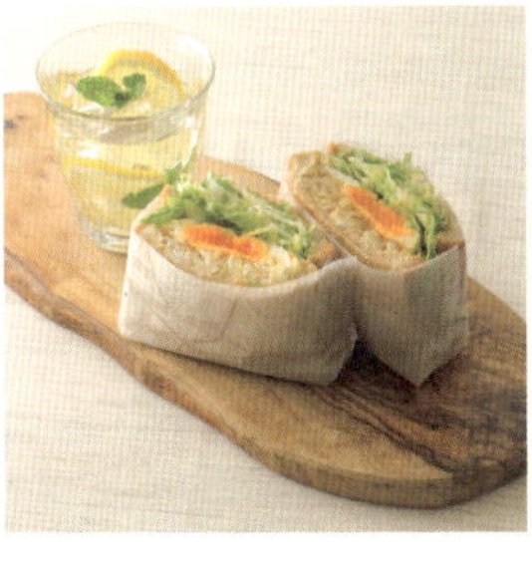

5章

ここが変わった！ 元気になった！

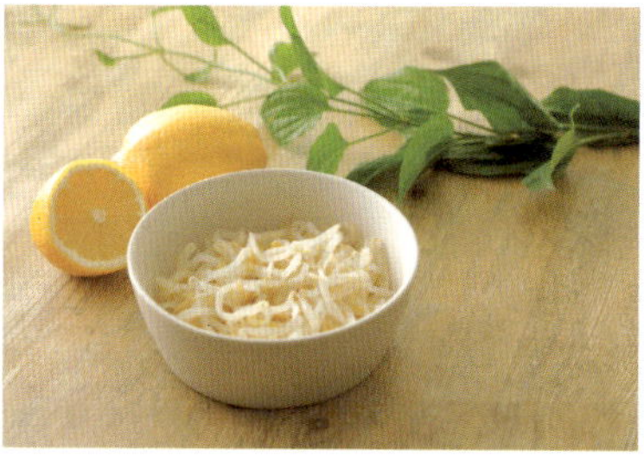

STAFF

装丁・本文デザイン・
DTP　金沢ありさ（プランBデザイン）
撮影　渡辺七奈
構成・文　岩村優子
スタイリング　佐藤絵理（エミッシュ）
料理撮影協力　荻ありす（エミッシュ）
印刷　シナノ印刷

協力

株式会社サラダコスモ
https://www.saladcosmo.co.jp/
ポッカサッポロフード&
ビバレッジ株式会社
https://www.pokkasapporo-fb.jp/
株式会社エムスリー・
カンパニー
株式会社J&Tプランニング

1章 誰でもできる超簡単レシピ

もやしレモンを作ってみよう

まずは基本のもやしレモンの作り方をマスター。
ゆでてレモン汁などに漬けるだけなので、
誰でも簡単にできます。もやしとレモンを用意して、
今日からもやしレモン生活を始めましょう！

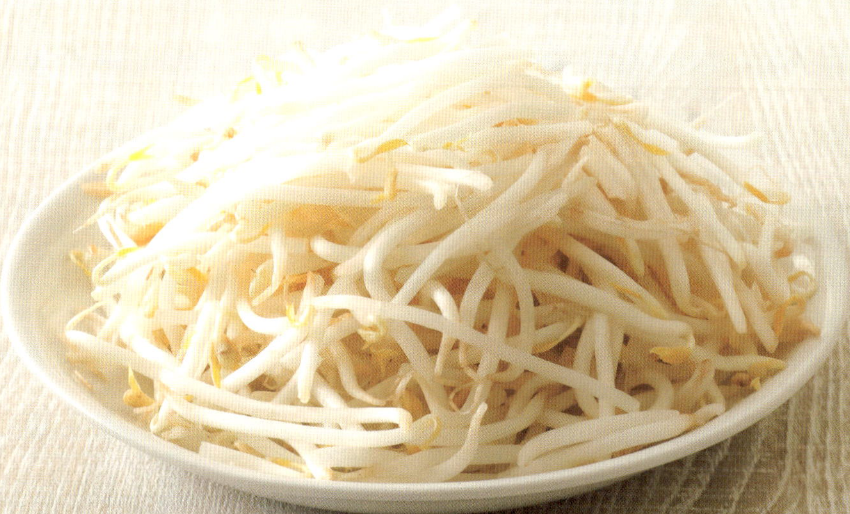

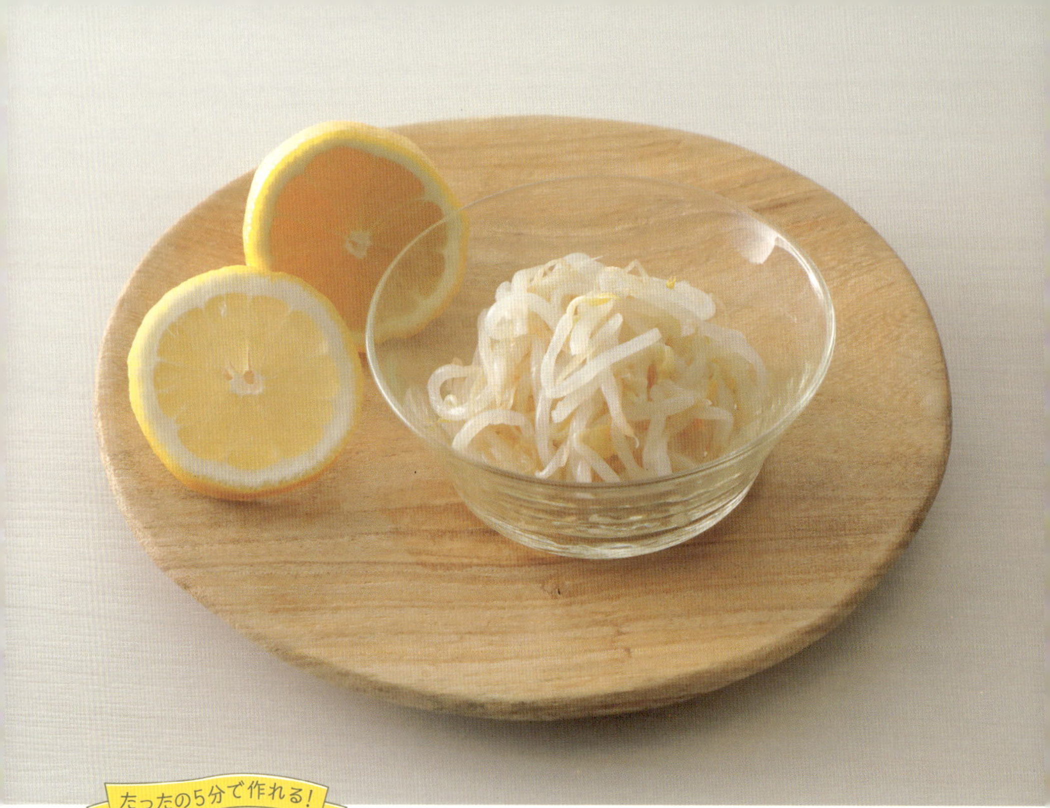

たったの5分で作れる!

Bean sprouts + Lemons

基本のもやしレモンの作り方

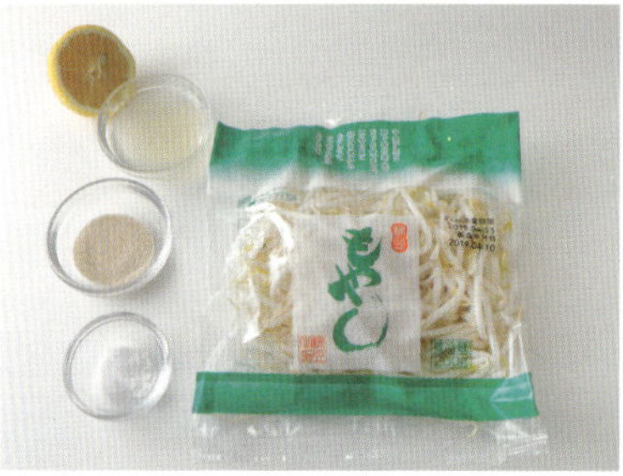

もやしレモンの作り方はとっても簡単。
もやしを熱湯でさっとゆでて
レモン汁などに漬けるだけ！
冷蔵庫に常備して、毎日食べましょう。

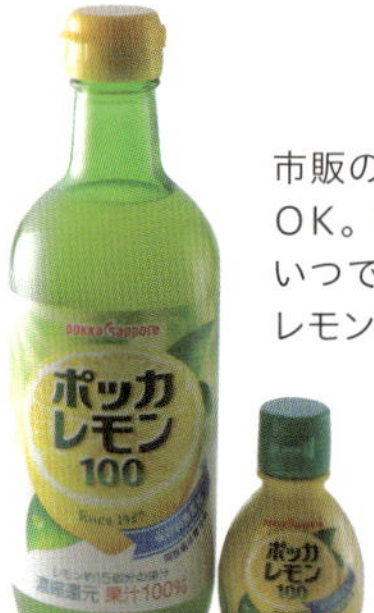

市販のレモン果汁でもOK。常備しておけば、いつでも手軽にもやしレモンが作れて便利！

材料（4人分：1食分もやし50gで計算）

もやし…1袋（200g）

A
- レモン汁：大さじ2
- きび砂糖：小さじ2
  ※白砂糖で代用してもOK。
- 塩：小さじ1/3

step 1

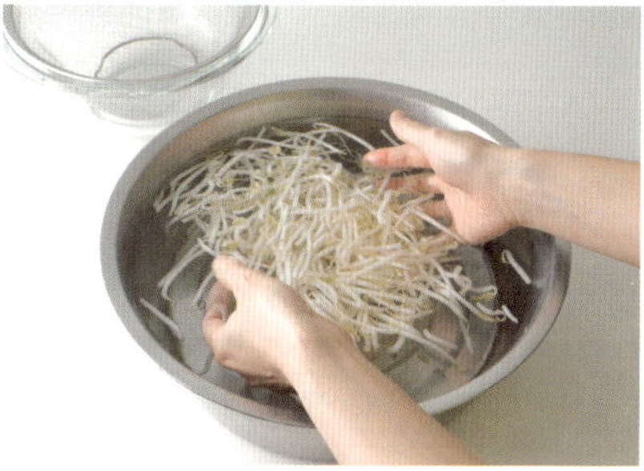

もやしを水でさっと洗い、手ですくってざるに上げて、水気を切る。

step 2

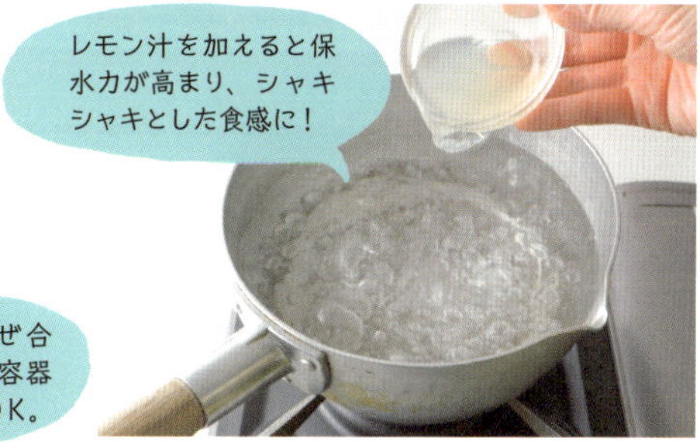
レモン汁を加えると保水力が高まり、シャキシャキとした食感に！

鍋にたっぷりのお湯（1.6～1.8ℓ）を沸かし、塩小さじ¼とレモン汁小さじ1（いずれも分量外）を加える。

step 3

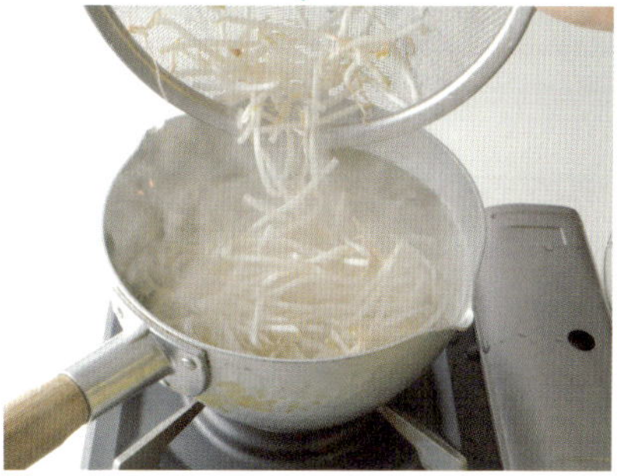

2の鍋にもやしを入れて、30秒～1分くらいゆでる。

step 4

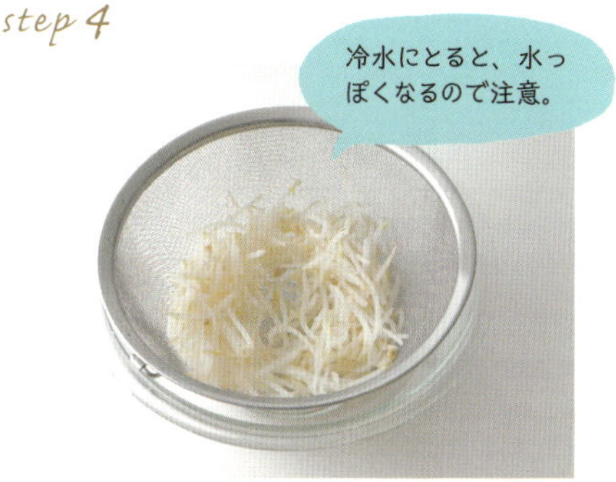
冷水にとると、水っぽくなるので注意。

ざるにあけて水気を切り、そのまま粗熱を取る。

step 5

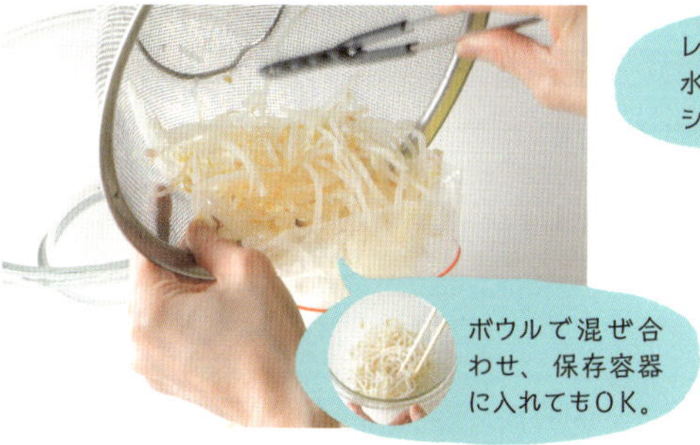
ボウルで混ぜ合わせ、保存容器に入れてもOK。

厚手のジッパー付きポリ袋に**A**を入れて混ぜ合わせ、4を加えて和える。

step 6

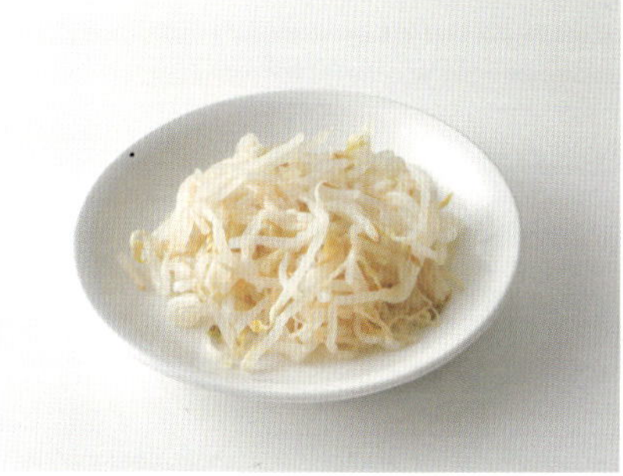

冷蔵庫に保存し、半日ほど置けば食べごろ。

※電子レンジでも調理は可能です。加熱時間は20ページのQ＆Aを参照ください。

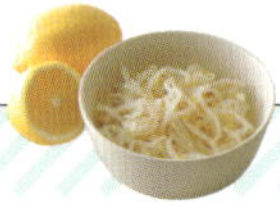

もやしレモンを作る際の注意点

1 長時間水にさらさない

もやしは長時間水にさらすと、水溶性のビタミンB群やCが流出してしまうので、さっと手早く洗うようにしましょう。ゆでてざるに上げた後も、水にさらさないようにしてください。

2 手ですくって水から上げる

もやしをボウルで洗った後は、ざっと一気に水を切らずに、手で少しずつすくってざるに上げましょう。水の中に沈んだ豆の皮や折れたひげ根（先端の細い部分）を取り除くことができます。面倒でもひと手間かけることでおいしくなります。

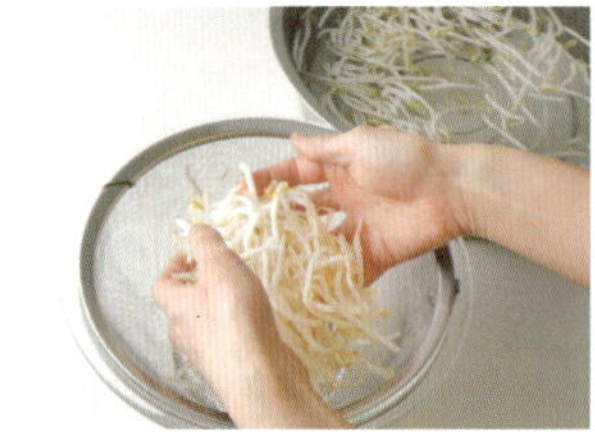

一気にざるに上げずに手ですくって

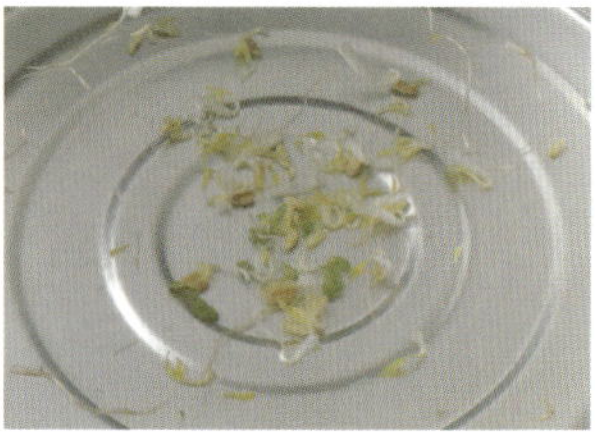

ボウルに残ったひげ根や豆の皮

3 加熱時間は短く

もやしの水溶性ビタミンは熱によって壊れやすいのも特徴。ゆで時間は30秒 ～1分で十分です。もやしレモンを使った料理を作るときも、もやしレモンはすでに食べられる状態ですので、最後に加えるなどして、なるべく加熱時間を短くしましょう。

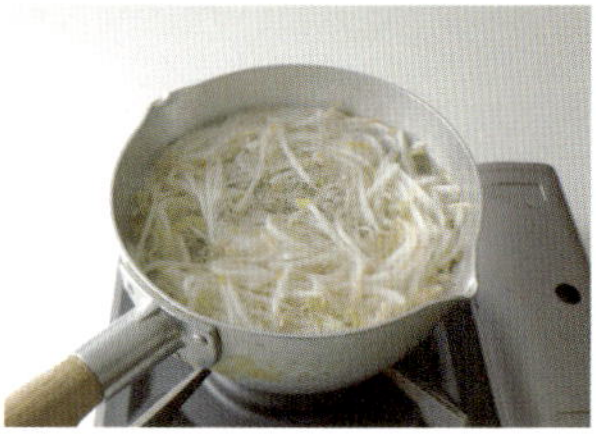

長時間ぐつぐつ煮込むのは厳禁

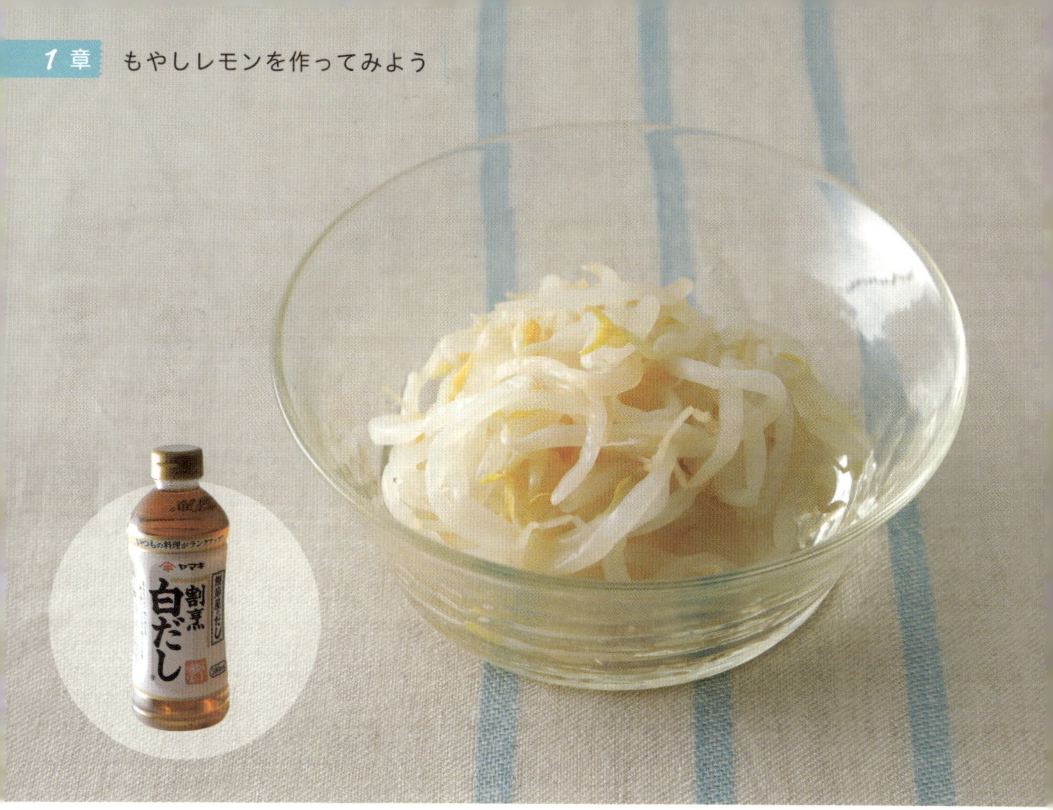

Bean sprouts + Lemons + Shiro dashi

もやしレモン応用編 白だしバージョン

材料（2人分）

もやし …1パック（200g）
レモン汁 …大さじ2
白だし …大さじ2

作り方

1 もやしを水でさっと洗い、ざるに上げて水気を切る。

2 鍋にたっぷりのお湯を沸かして、塩少々とレモン汁（いずれも分量外）を加え、もやしを入れて30秒〜1分ゆでる。

3 ざるにあけて水気を切り、そのまま粗熱を取る。

基本のもやしレモンのきび砂糖と塩の代わりに白だしを加えた応用編。しっかり濃いめの味付けがお好みの方はこちらをどうぞ。お酒のおつまみにも最適です。

4 厚手のジッパー付きポリ袋にレモン汁と白だしを入れ、3を加えて和える。

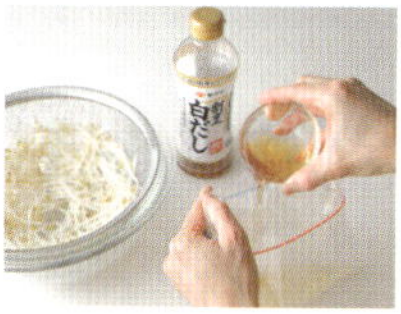

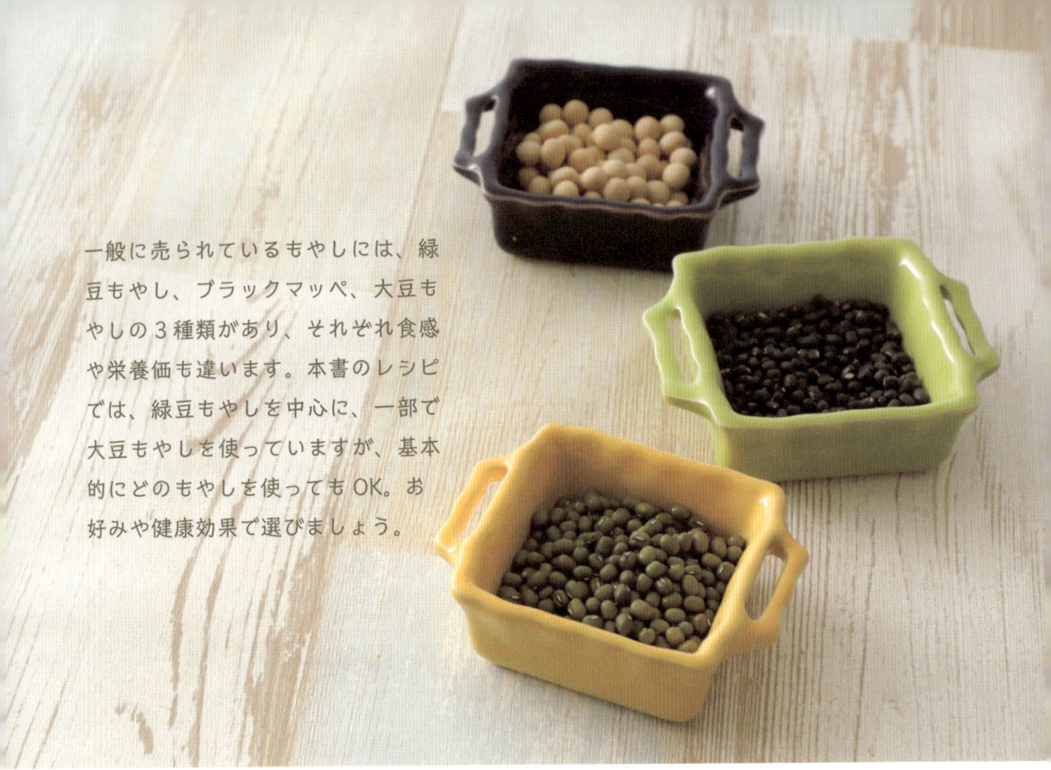

一般に売られているもやしには、緑豆もやし、ブラックマッペ、大豆もやしの３種類があり、それぞれ食感や栄養価も違います。本書のレシピでは、緑豆もやしを中心に、一部で大豆もやしを使っていますが、基本的にどのもやしを使ってもOK。お好みや健康効果で選びましょう。

Bean sprouts

どれを選ぶ？
もやしの種類と栄養素

●各種もやしに含まれる主な栄養素

	緑豆もやし（生）	ブラックマッペ（生）	大豆もやし（生）
エネルギー（kcal）	14	15	37
たんぱく質（g）	1.7	2.0	3.7
脂質（g）	0.1	微量	1.5
食物繊維総量（g）	1.3	1.4	2.3
ビタミンB1（mg）	0.04	0.04	0.09
ビタミンB2（mg）	0.05	0.06	0.07
ビタミンC（mg）	8	11	5
葉酸（μg）	41	42	85
カリウム（mg）	69	71	160
カルシウム（mg）	10	15	23
マグネシウム（mg）	8	11	23

日本食品標準成分表2015年版（七訂）可食部100gあたり

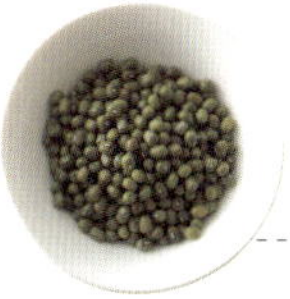

シャキシャキ食感と淡白な味が特徴

緑豆もやし

春雨の原料としても知られる緑豆を発芽させたもの。最も多く市場に出回っており、安価で手に入りやすいもやしの代表格。軸は太めで、シャキシャキとした歯ごたえが特徴。淡白でくせがないので、どんな料理にも良く合う。

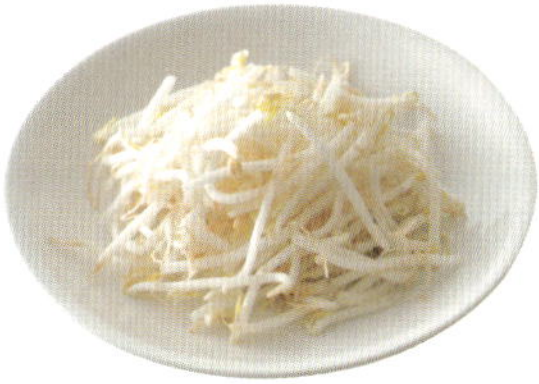

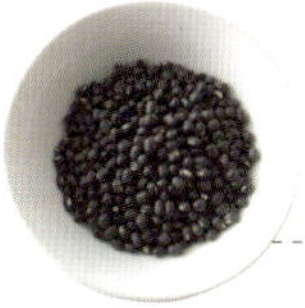

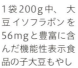

ビタミンCやミネラルたっぷり

ブラックマッペ

ブラックマッペという黒い豆を発芽させたもの。緑豆もやしより細長く、かためで、ほのかな甘みがある。3種類の中でビタミンCの含有量が最も高く、美肌効果や動脈硬化予防にも効果がある。

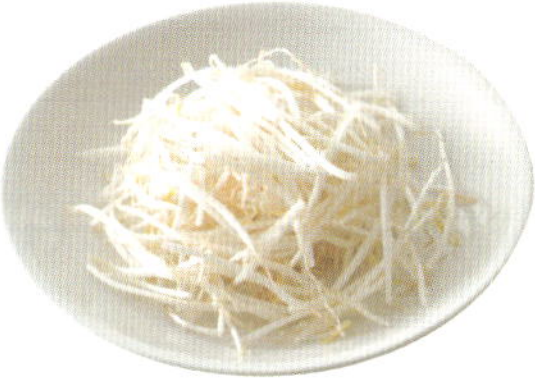

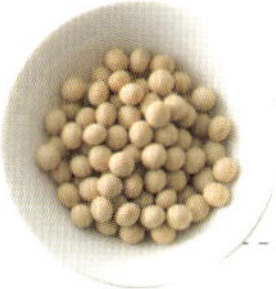

女性に嬉しい大豆イソフラボン

大豆もやし

大豆を発芽させたもので、たんぱく質やビタミンB1、葉酸、カリウム、カルシウム、マグネシウムなどの含有量は緑豆もやしの二倍以上と栄養満点！　大豆イソフラボンも含み、更年期障害や生理不順など、女性特有の症状にも効果が期待できる。

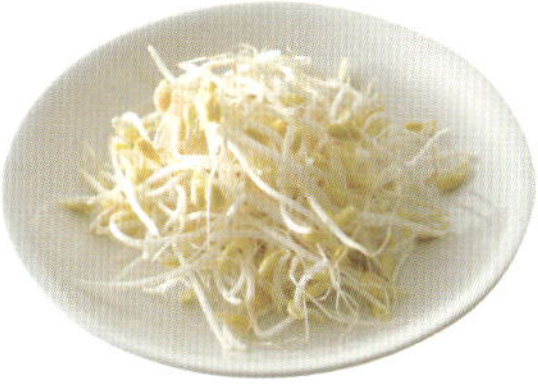

1袋200g中、大豆イソフラボンを56mgと豊富に含んだ機能性表示食品の子大豆もやし

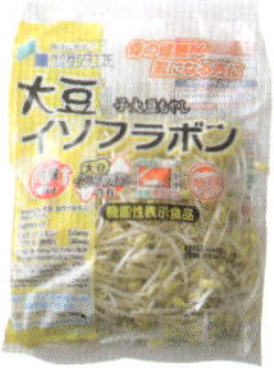

もやしレモンの完成品も市販されているので、常備しておくと便利！

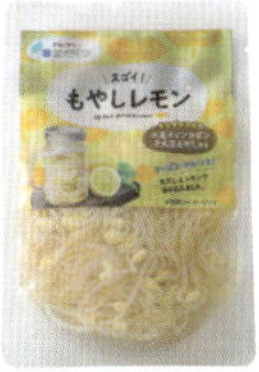

もやしレモンのギモンを一気に解消！

Q&A

もっと知りたい！

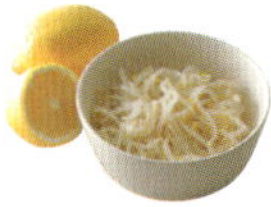

Bean sprouts + Lemons

Q1 もやしレモンは1日に何グラム食べればいいですか。

A 本書では、食べやすい量として、1食50gをおすすめしています。もやし1パックだと大体4食分になります。もちろん、お好きな方はたくさん召し上がっても全く問題ありません。

Q2 もやしレモンを作る時、ゆでるのではなく、電子レンジでチンしてもいいですか。

A 可能です。1袋の加熱時間は緑豆もやしの場合、500Wで2分半、600Wで2分。大豆もやしの場合は500Wで3分半、600Wで3分が目安です。レンジで加熱後はボウルで水切りしましょう。

Q3 もやしをゆでると栄養素が流れてしまいませんか。

A 多少ビタミンB群やCなどの栄養素は減りますが、基本的にもやしは生のままでは食べられません。熱湯で30秒～1分さっとゆでましょう。生臭さがなくなって食べやすくなったり、かさが減ってたくさん食べられるなどの利点もあります。

Q4 チャック付きポリ袋で調理・保存する利点は？

A チャック付きポリ袋を使えば、調味料を混ぜて、

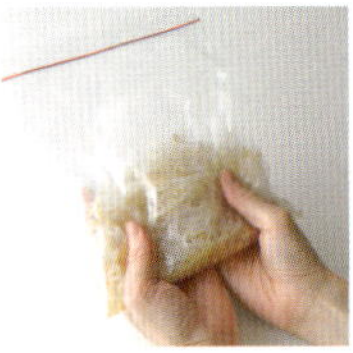

空気を抜き、手でもむと味がしみ込みやすくなる

保存まで一気にできるので、洗い物も少なくてすみます。また、チャックを閉める際になるべく空気を抜いて保存することで、浸透圧で味がしみ込みやすくなります。さらに浸かりやすくするために、ポリ袋の上から、ギュッと手でもみ込むとなおいいでしょう。保存するときは水分が外に流れ出ないように、下にトレイなどを敷いておくと安全です。

Q5 できればポリ袋ではなく、容器で保存したいのですが。

A もちろんOKです。蓋つきのタッパーやジャーなど、密閉できる保存容器に入れましょう。入れる前に、漬け汁が全体にいきわたるように、しっかり混ぜてください。衛生手袋をつけて、手でギュッともみ込んでもいいでしょう。

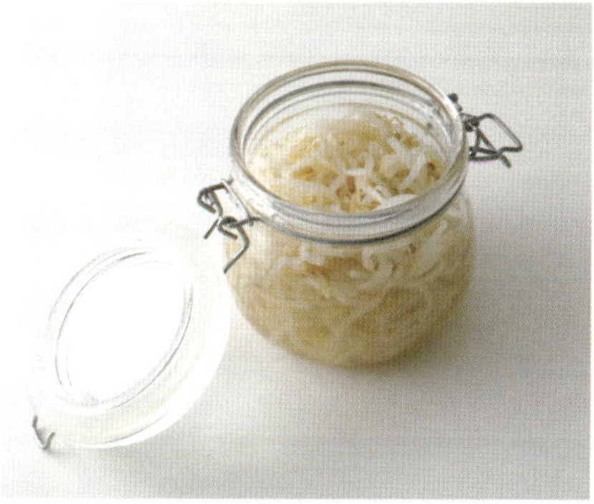

蓋つきの密閉容器で保存しよう

Q6 もやしレモンの漬け汁は一緒に飲んだ方がいいのですか。

A 特別な記載がないときはトングなどで普通に取り出せば大丈夫です。本書のレシピにも、パンにのせる時などは汁気を絞ってくださいと書いています。また、材料に漬け汁を使用したレシピもいくつか掲載しています。

Q7 もやしレモンは作りおきできますか？

A レモンに含まれるクエン酸には防腐効果があります。保存状態にもよりますが、通常は冷蔵庫に入れて、3日程度はもちます。夏場は足が早いので、なるべく早めに食べきるようにしましょう。

Q8 傷んでいるかどうかの見分け方は？

A まず匂いをかいでみてください。傷んでくると、レモンとは違うツーンとくる匂いがします。漬け汁の色も濁ってくるので、チェックしましょう。

Q9 なるべく長く衛生的に保存するための注意点は？

A まず、清潔な菜ばしやトングを使うこと。深い容器で保存する場合、下に漬け汁がたまりやすいので、時々混ぜたり振ったりすると、味ムラがなくなり、いたみを防ぐこともできます。冷蔵庫の中でも、冷えていない鍋など、温かいものの近くに置かないようにしましょう。また、肉や魚など、生のまま食べられないものの近くに置くと、菌が入りやすくなるので、なるべく離してください。

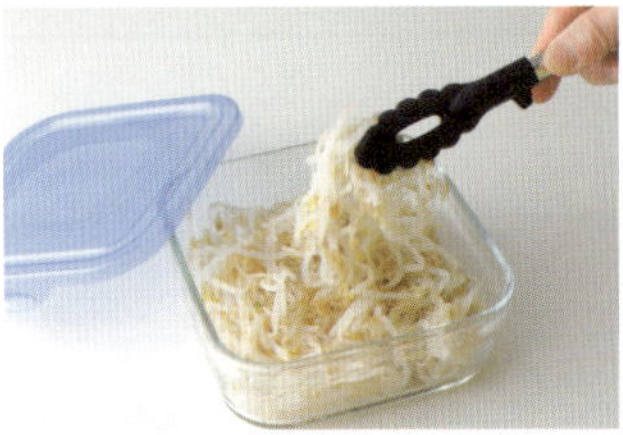

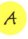

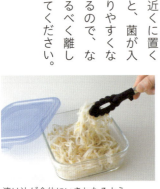

漬け汁が全体にいきわたるよう時々混ぜて

Q10 もやしレモンは1日のうちいつ食べるのがいいですか。

A 食べる時間よりも、継続して食べることが大切なので、毎日朝ご飯の時に食べるとか、お昼のお弁当に入れるとか、時間を決めて習慣づけるといいですね。野菜不足になりがちな食事にプラスするといいと思います。

Q11 健康になりたい場合はなるべく大量にもやしレモンを食べた方がいいのでしょうか。

A 一日分を50g以上、多めに食べても問題はありません。ただ、ダイエットのためにもやしレモンだけをおなか一杯になるまで大量に食べて、他のものを食べないというのはおすすめできません。栄養が偏らないように、いろんな食品をバランス良くとるように心がけましょう。

Q11 どのくらいの期間食べれば健康効果が現れますか。

A 体質やお悩みにもよるので、一概にはいえませんが、まずは1~2週間続けて変化をみてください。疲れにくくなった、便秘がよくなって体が軽くなったなどの声が多く聞かれます。気長に続けることで、次第に健康効果を感じるでしょう。

2章

相乗効果で効きめ倍増！

もやしレモンの健康効果

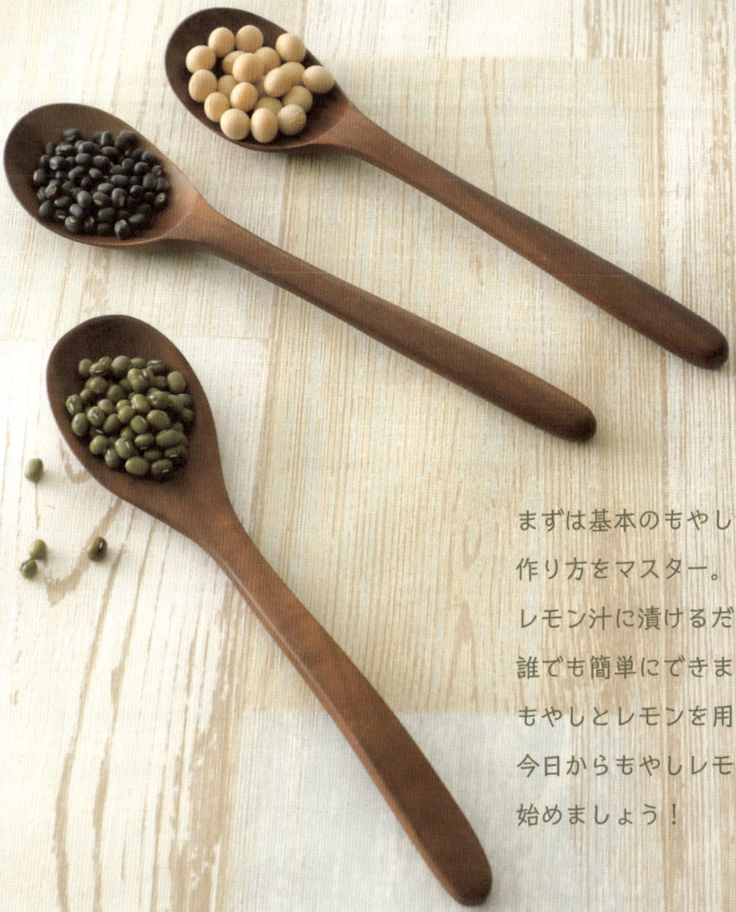

まずは基本のもやしレモンの作り方をマスター。ゆでてレモン汁に漬けるだけなので、誰でも簡単にできます。もやしとレモンを用意して、今日からもやしレモン生活を始めましょう！

驚きの栄養効果

アスパラギン酸
(P26-28)

体の**疲れ**やだるさを解消し、
スタミナアップ！

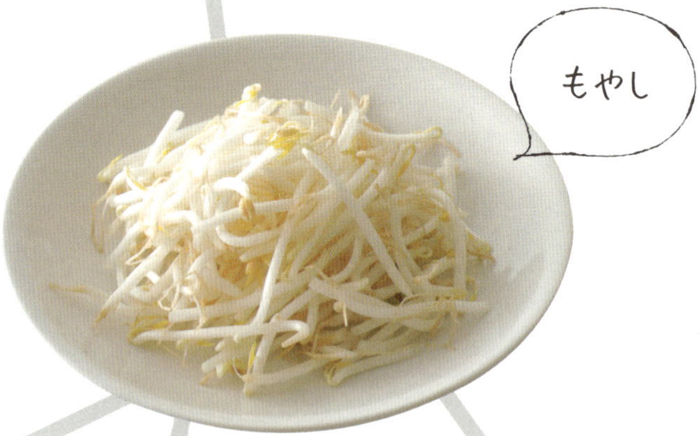

食物繊維
(P34-35)

善玉菌を増やし、
腸内環境を整えて、**便秘**スッキリ！

カリウム
(P29)

ナトリウムを排出して**血圧**を下げ、
むくみを改善

Bean sprouts & Lemons

もやし & レモン

クエン酸

（P26-28, 36-37）

クエン酸回路で**疲労**をV字回復、
キレート作用で**骨を強く**

Wの疲労回復効果で
エネルギーをチャージ！

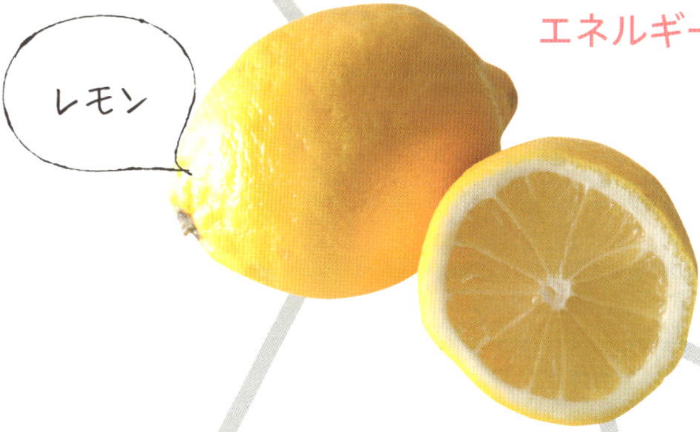

リモネン

爽やかな香りで
気分を**リラックス**

ビタミンC

（P30-31）

抗酸化作用による**美肌**効果。
免疫力を上げて風邪予防も。

Bean sprouts

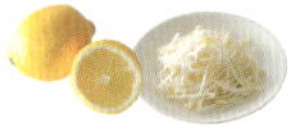

& Lemons

クエン酸＋アスパラギン酸の相乗効果で疲労をV字回復！

レモン果汁に含まれるクエン酸の量は１００ｇ中６・５ｇと、他の果物と比べてもトップクラス！

クエン酸はＴＣＡ回路（クエン酸回路）という、体内でエネルギーを生産する働きを活発にします。食事でとった糖質やたんぱく質、脂肪などを分解し、エネルギーに変換するのです。

スポーツなどで体を動かして疲労すると、このＴＣＡ回路の働きが低下していきます。疲れたときにレモンなど酸っぱいものを食べたくなるのは、自然に体がクエン酸を欲している証拠です。

クエン酸を補給することで、疲労の原因物質である乳酸が分解され、クエン酸回路に入って燃焼します。

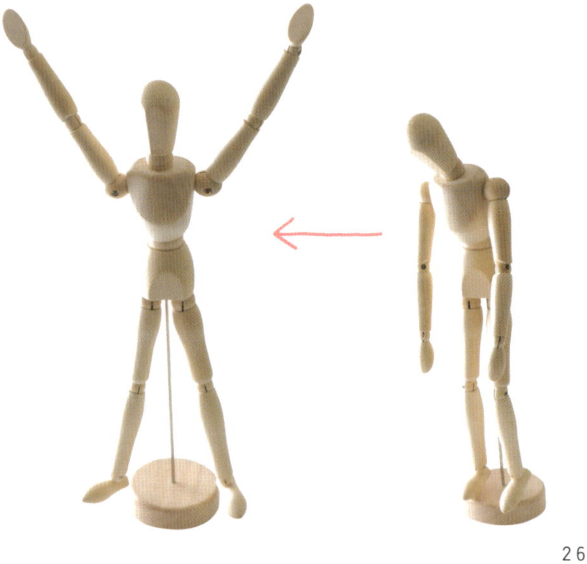

主な果物のクエン酸含有量 単位 mg

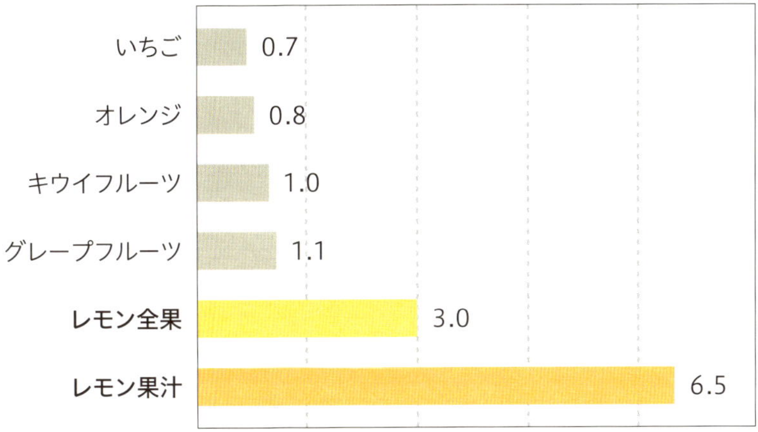

日本食品標準成分表2015年版（七訂） 可食部100gあたり

すると血液が酸性からアルカリ性に変わって、疲労が回復するという仕組みです。

レモンのクエン酸によってクエン酸回路が活性化すると、糖質や脂肪が消費されるので、ダイエットにも効果があります。

一方、次頁の表のように、もやしにはアスパラギン酸が非常に豊富。

アスパラガスに多いことで名づけられた栄養素ですが、もやしにはアスパラガスを超える量のアスパラギン酸が含まれています。

このアスパラギン酸も疲労回復の強い味方。疲労物質の乳酸をエネルギーに変えるTCAサイクルの手助けをします。

スタミナドリンクの有効成分として用いら

主な野菜のアスパラギン酸含有量　単位mg

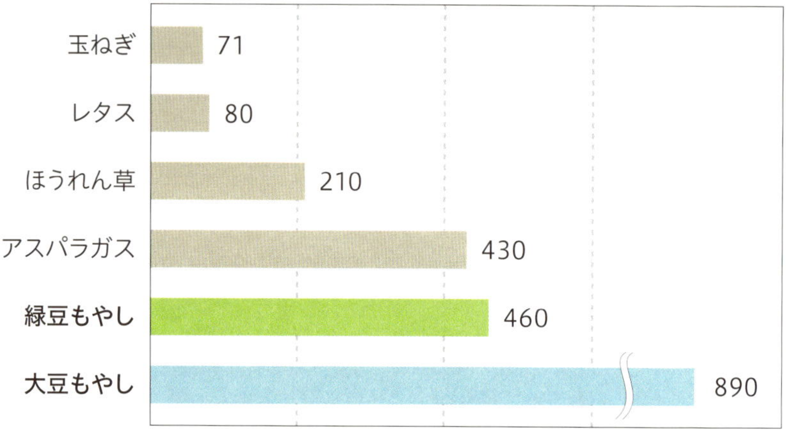

日本食品標準成分表2015年版（七訂）　可食部100gあたり

れているアスパラギン酸は、体のスタミナをつけ、素早く疲労を回復し、体に活力を与えてくれるのです。

スタミナ増強のために日ごろからアスパラギン酸を積極的に摂るスポーツ選手も多くいます。

レモンのクエン酸ともやしのアスパラギン酸。疲労回復効果の高い栄養素をダブルで含むもやしレモンは究極の疲労回復食！　スポーツの後や疲労がたまった時におすすめです。

また、日常的にもやしレモンを食べることで、疲れにくい丈夫な体を作ることができるでしょう。

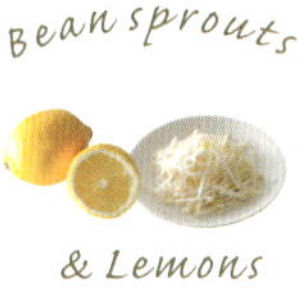

減塩食のもやしレモンで高血圧や動脈硬化を予防

弾力を失った血管とドロドロ血液は万病のもと。

レモンに多く含まれるクエン酸には、血小板が固まるのを防ぎ、血液中の老廃物を減らして、血液をサラサラにする効果があります。

また、もやしやレモンに含まれるビタミンCには抗酸化作用があります。これにより、血管内にコレステロールや脂肪が沈着し、狭くなった血管を血液が無理に通り抜けようとして圧力がかかることで起こる高血圧や動脈硬化を防いでくれます。

さらに、もやしやレモンに含まれるカリウムには、尿とともにナトリウムを排出し、血圧を下げる働きがあります。

もやしレモンは減塩食でもあります。レモン汁を加えることで、通常よりも塩味を強く感じ、少ない塩分で満足感が得られるのです。

食塩のとり過ぎは高血圧の大きな要因。高血圧の状態が続くと、動脈硬化にもつながります。もやしレモンでおいしく減塩し、血管の老化を防ぎましょう。

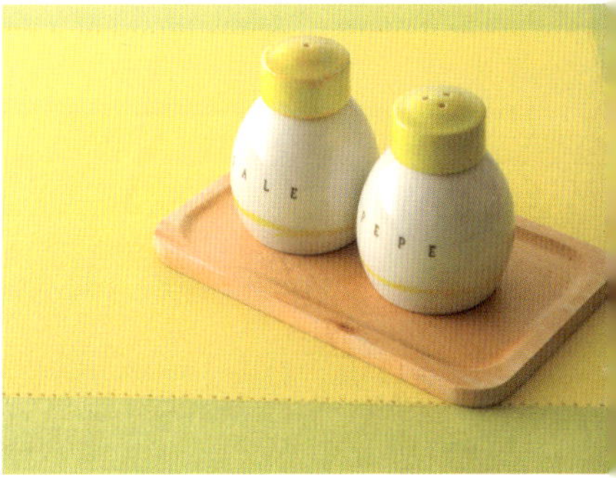

Bean sprouts

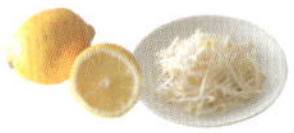

& Lemons

ビタミンCの抗酸化作用で若々しい美肌をキープ！

ビタミンCを多く含む食品をよく「レモン○個分のビタミンC」と例えるように、レモンにはビタミンCが非常に豊富。
左の表にあるように、他の柑橘類と比べても、みかんの約3倍、シークワーサーの約10倍ものビタミンCを含んでいます。
レモンほどではありませんが、もやしにも発芽の際にビタミンCが発生します。

ビタミンCは細胞にダメージを与える活性酸素を抑え、皮膚を健康に保つ抗酸化作用に優れています。これによって紫外線によるしみやしわなど、皮膚の老化を防ぐことができます。
また、しみやくすみの原因となるメラニンの生成を抑制し、すでに蓄積されたメラニンを排出し、透明感のある肌を作ります。

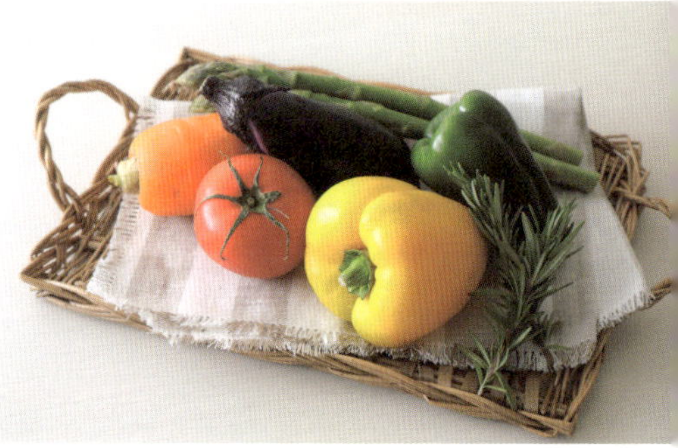

ビタミンCにはコラーゲンの生成を助ける働きもあります。コラーゲンは全身の細胞をつ

●柑橘類のビタミンC含有量　単位mg

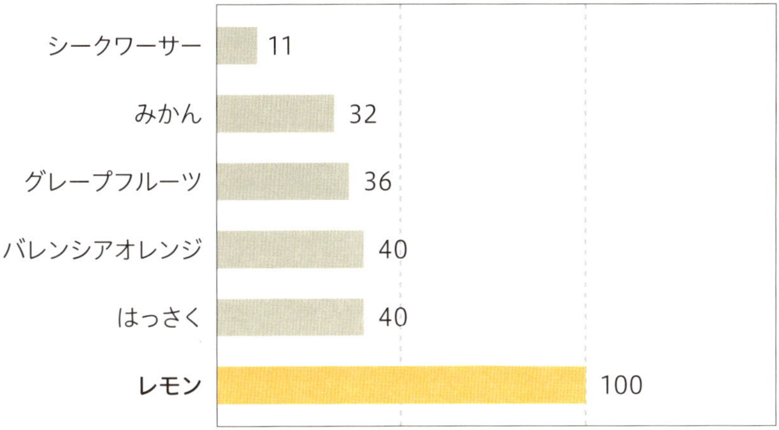

日本食品標準成分表2015年版（七訂）　可食部100gあたり

など接着剤のような存在で、きめが細かく毛穴がしまった張りのある肌へと導いてくれます。

さらに、免疫力を高めてウイルスの侵入を防ぎ、風邪などを予防するとともに、肌のバリア機能を高めて、肌荒れなどのトラブルを防いでくれます。

もやしに含まれるアスパラギン酸も美肌の強い味方。たんぱく質の合成を助け、皮膚の新陳代謝を活発にすることで、肌の健康を保ちます。

また、体内の水分バランスを整え、肌の乾燥を防ぎ、うるおいを与える効果もあります。

もやしレモン生活を続けることで、しみやくすみのない若々しい美肌を保てるでしょう。

Bean sprouts

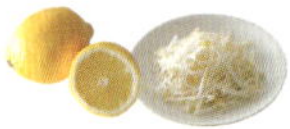

& Lemons

1食たったの15キロカロリー もやしレモンは最強のダイエット食

非常に低カロリー・低糖質で、脂肪もほとんどないもやしレモンはダイエットにもぴったり。

緑豆もやしで作った基本のもやしレモンが1食分たったの15キロカロリー、大豆もやしレモンでも26キロカロリーです。

もやしレモンはかさがあり、シャキシャキと食べ応えがあるので、満腹感を得やすいのが特徴。よく噛んで食べることで満腹中枢を刺激し、食べすぎによる肥満を防ぎます。

もやしやレモンには、カリウムが多く含まれます。カリウムには、体の余分な水分を排出する働きがあり、むくみを改善し、スッキリしたボディラインに。

また、もやしやレモンに含まれるビタミンB2には、脂肪をエネルギーに変える働きがあり、余分なぜい肉を落としやすくなります。

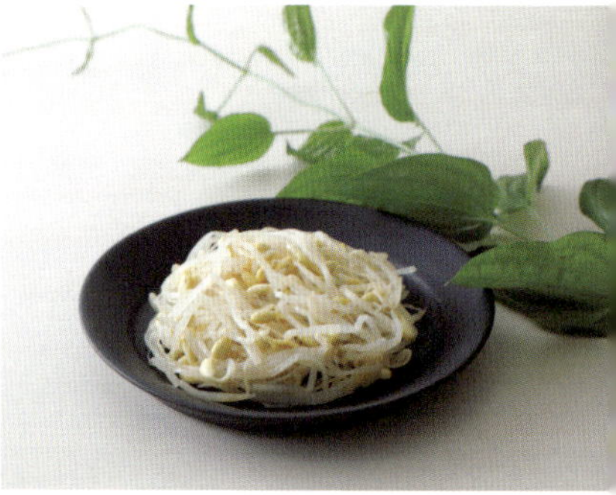

●もやしレモンの熱量と栄養価（1食分約50gで計算）

メニュー名	エネルギー（kcal）	たんぱく質（g）	脂質（g）	炭水化物（g）	食塩相当量（g）	食物繊維・総量（g）	カリウム（mg）	カルシウム（mg）	ビタミンB1（mg）	ビタミンE（mg）	ビタミンC（mg）
緑豆もやしレモン	15	0.9	0.1	3.4	0.5	0.7	43	6	0.02	0.1	8
大豆もやしレモン	26	1.9	0.8	3.3	0.5	1.2	88	12	0.05	0.3	6

日本食品標準成分表2015年版（七訂）より計算

最近の研究*では、レモンを毎日平均0・7個以上摂取した中高年女性グループの最高血圧が低下し、食欲を抑制。摂取量が多い人ほど糖や脂肪の代謝に関わる善玉ホルモン「アディポネクチン」の濃度の変化量が大きいことがわかりました。

継続してレモンを摂ることで、メタボ予防が期待できそうです。

ただし、ダイエットのためにもやしレモンだけで食事をすませるのは禁物。

最近は糖質制限のダイエットも流行っていますが、糖質を全てカットするのではなく、ごはんを半分に減らしてもやしレモンに代える程度にして、肉や魚などのたんぱく質もバランスよく摂るように心がけましょう。

*日常的なレモン摂取によるメタボリックシンドローム関連指標への影響
（Health Sciences,26, 4, 2010, Vol26 No.4 pp210-218）

Bean sprouts

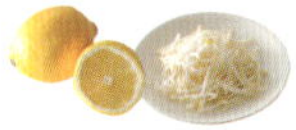

& Lemons

不溶性の食物繊維が腸内環境を整え、スッキリ快便に！

もやしには食物繊維も豊富。左の表で示すとおり、特に大豆もやしには、セロリを上回る量の食物繊維が含まれます。

食物繊維には、水溶性と不溶性の２つがありますが、もやしに多いのは、腸内環境を整えて、便秘を防ぐ不溶性の食物繊維。便のかさを増やして大腸を刺激し、蠕《ぜん》動《どう》運動を活発にします。そして排便をスムーズにして、コレステロールや有害物質とともに便を排出します。

便秘になると、腸内細菌の悪玉菌が増えますが、不溶性食物繊維には、善玉菌を増やす働きもあります。

善玉菌は乳酸や酢酸などを作って腸内環境を弱酸性にし、悪玉菌の増殖を抑えるとともに、腐敗物質の産生を抑制します。

腸内環境が整うことで、免疫ホルモンが分泌され、感染を予防し、体が丈夫になります。また、余分な脂肪の吸収を抑えて、生活習慣病の予防にもつながります。

●主な野菜の食物繊維総量　単位g

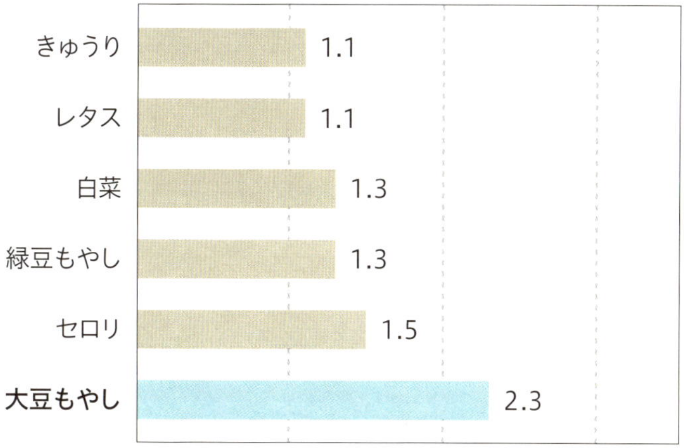

日本食品標準成分表2015年版（七訂）　可食部100gあたり

もやしはシャキシャキと噛み応えのある野菜なので、食べるときに自然とよく噛むようになります。

噛む回数が増えることで、消化吸収されやすくなり、便秘しにくくなります。

肌の調子は腸の健康状態と同じだといわれるように、便秘は美肌の大敵でもあります。

腸内細菌には、肌にダメージを与える活性酸素に対抗する抗酸化作用があります。

腸内環境が改善することで、活性酸素の働きを抑え、肌荒れ予防効果が期待できます。

食物繊維を多く含むもやしレモンを日常的に食べることで、便秘を解消し、美肌を手に入れましょう。

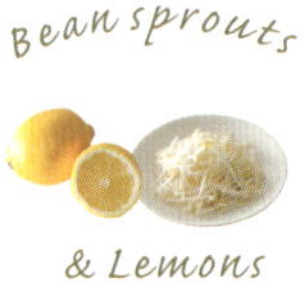

クエン酸の「キレート作用」で骨密度ＵＰ １００歳まで自分で歩ける強い骨を作る

レモンに豊富に含まれるクエン酸には、ミネラルを吸収しやすい形に変える「キレート作用」があります。

クエン酸がミネラルを包み込んで結合し、そのままでは体内に吸収されにくい鉄分やカルシウムなどを吸収しやすくする働きです。

乳製品などカルシウムを多く含む食品とレモンを一緒に摂ることで、骨密度がアップし、骨が強くなって、骨粗鬆症《こつそしょうしょう》などを防ぐ効果が期待できます。

カルシウムはもやしの中でも大豆もやしに多く含まれるので、大豆もやしレモンを食べることでカルシウムの吸収率をアップすることが可能です。大豆もやしに含まれるイソフラボンには、骨からのカルシウム流出を防ぐ働きもあります。

本書レシピでは、チーズや桜えび、ちりめんじゃこなど、カルシウムが豊富な食材とともやしレモンを組み合わせたメニューも紹介していますので、参考にしてください。

●カルシウムとクエン酸の摂取による上腕骨密度の変化

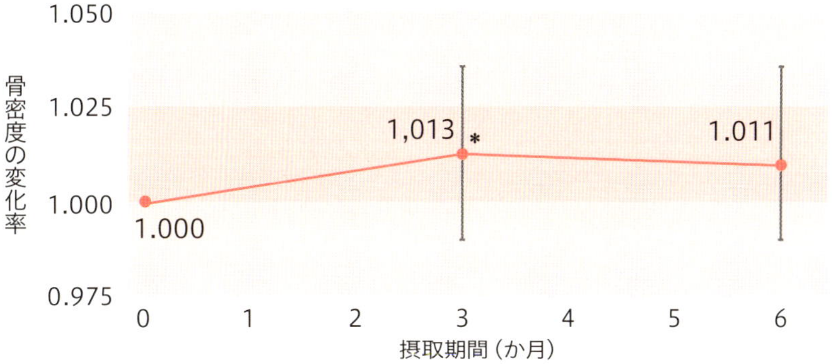

*The Effects of a Calcium-Fortified Lemon Drink on Bone Density and Bone Metabolism in Postmenopausal Women International Medical Journal 2017, Vol.24, No.3, pp.279-283

最近の研究*では、閉経後の中高年女性グループを対象に、レモン1個分の果汁とカルシウム350㎎を含むレモン果汁飲料を半年間摂取することによる骨密度への影響を検証。

上の表のとおり、摂取3カ月後に骨密度が上がり、半年後にも維持されていることがわかりました。

高齢化社会の現在、ロコモティブシンドローム（運動器の衰えで、自力歩行困難など要介護になるリスクが高まる状態）が話題になり、将来寝たきりにならないためにも、骨を強くしようということが言われています。

骨粗鬆症を防ぐために牛乳などを飲む方は多いのですが、カルシウムがきちんと吸収されるためには、クエン酸を摂ることも大切。

もやしレモンでいくつになっても自分の足で歩ける丈夫な骨を目指しましょう。

Column

レモンの選び方と絞り方の裏技

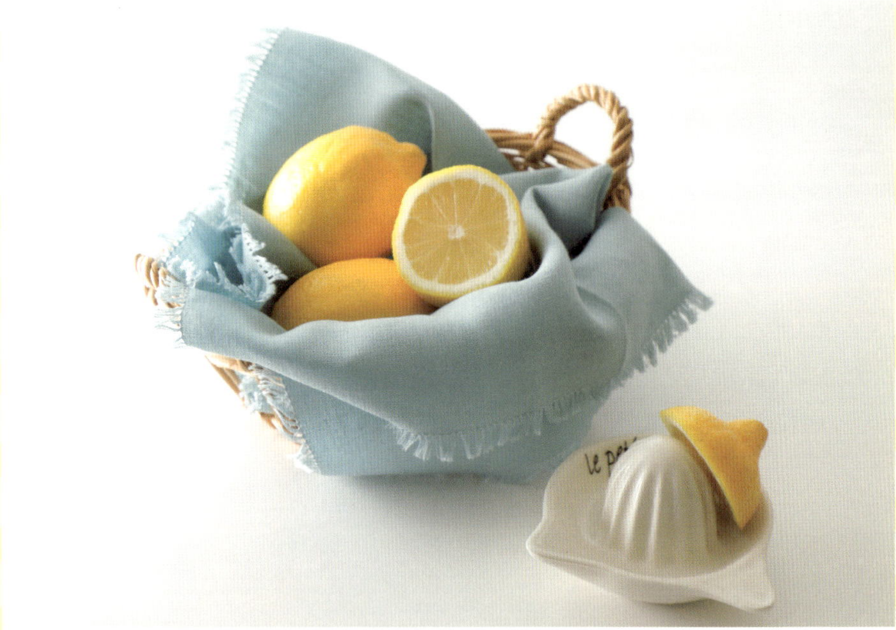

台の上でコロコロ転がすと果汁がたくさん絞れる！

レモンを選ぶときはまず皮の状態をチェック！皮にハリとツヤがあって、つるんとキレイなものを選びましょう。皮がデコボコして固いものは皮が分厚く、果汁が少ない場合があります。

ずっしり重いレモンは果汁も多いので、手に取って重さも比べてみましょう。香りも重要なポイント。香りが強いものは完熟している証拠です。

レモンを絞るときはまず台の上で少し力を入れながらコロコロと転がしてみましょう。しばらくするとレモンが柔らかくなって中にジュースがたまり、通常よりたっぷり果汁が絞れます。

防腐剤の有無にもよりますが、レモンの保存期間は冷蔵庫で２週間〜１カ月。ちょっと意外ですが、冷凍保存もできます。後で絞る場合は半分に切って、ラップで包んで冷凍しましょう。果汁を絞って製氷皿で凍らせておくのも便利です。

3章 他の具材と混ぜるだけ！ もやしレモン簡単レシピ

基本のもやしレモンにくるみやごま、キムチなどの具材を
混ぜるだけの超簡単レシピ。自分のセンスで
オリジナルの組み合わせを見つけてみては？

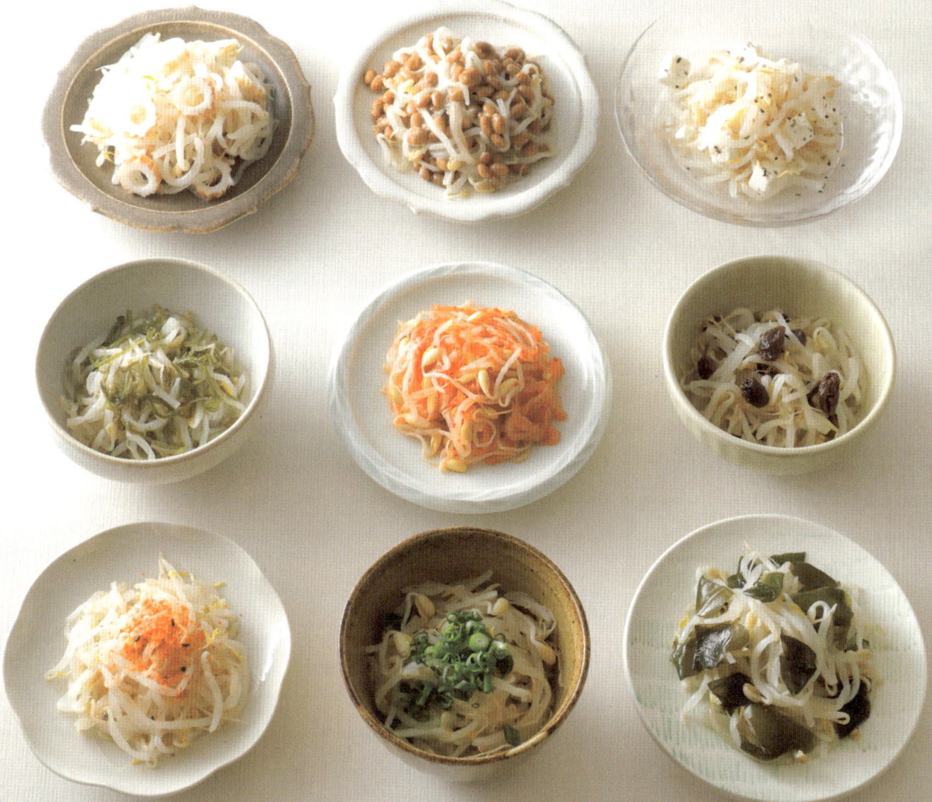

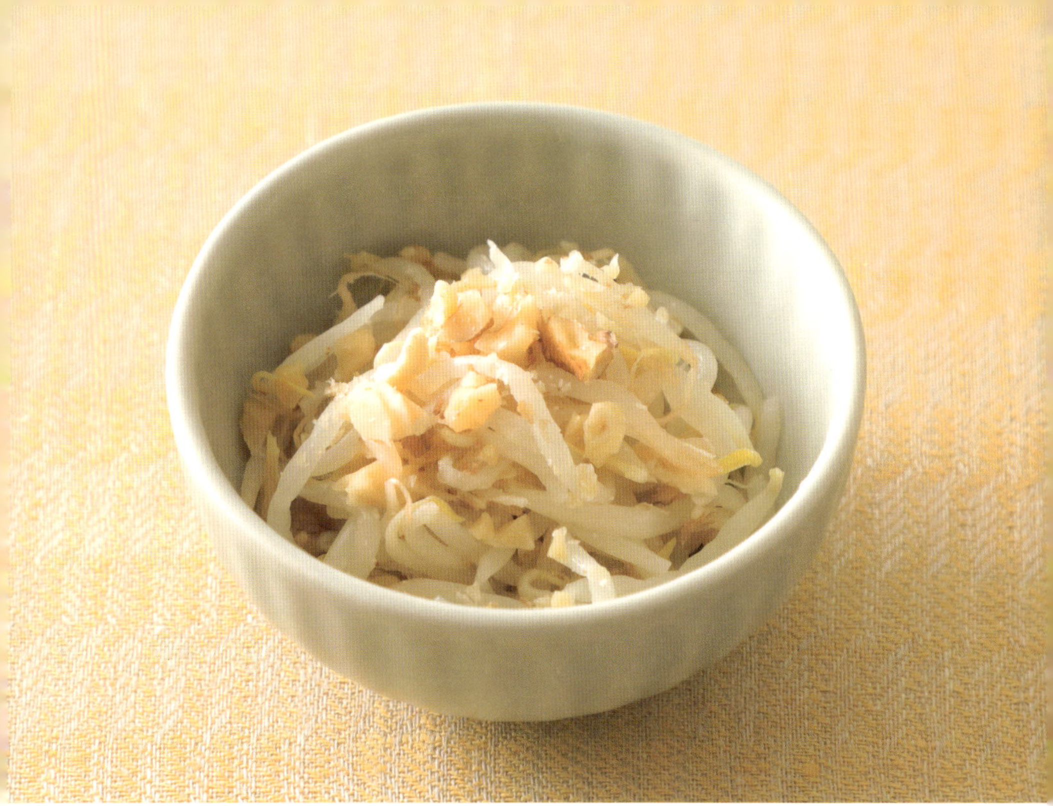

食物繊維やビタミンB群・Eが豊富な
くるみはアンチエイジング効果大！

アンチエイジング　疲労回復　美肌

くるみ＋もやしレモン

材料（2人分）

もやしレモン…100g
くるみ…20g

作り方

1 くるみを粗みじんに刻む。

2 1ともやしレモンを和える。

おすすめコンボ

くるみ
＋クリームチーズ
＋レーズン
＋もやしレモン

デザート感覚で食後に食べるのもおすすめ。粒マスタードを足してもおいしい。

アレンジ案

くるみをアーモンド、カシューナッツに変えてもOK。

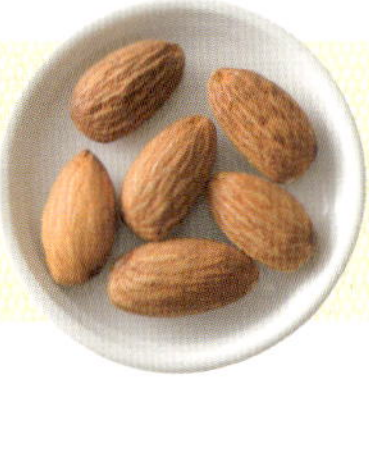

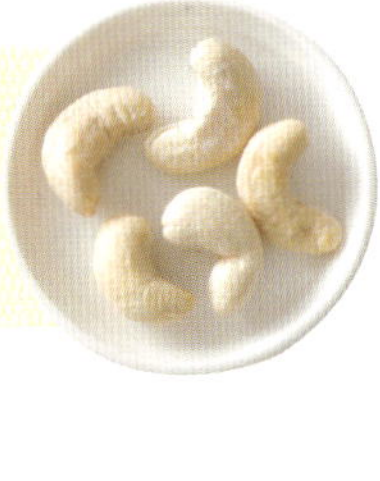

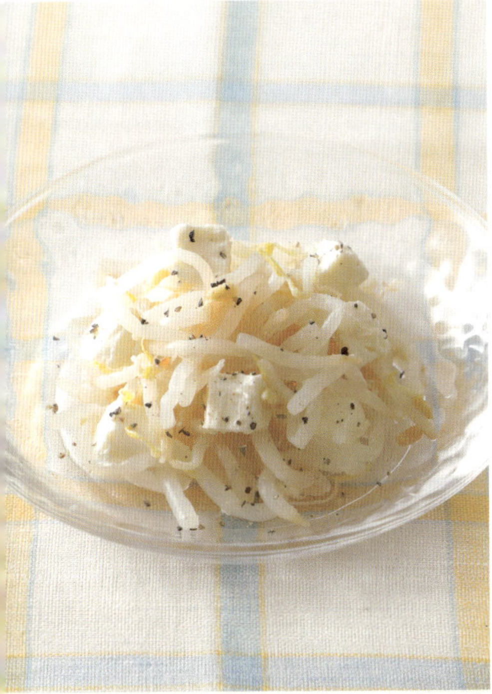

レモンのクエン酸がクリームチーズの
カルシウムの吸収力を高めて骨を強化

クリームチーズ
＋もやしレモン

骨強化

材料（2人分）
もやしレモン…100g
クリームチーズ…30g
黒コショウ…少々（お好みで）

作り方
1 クリームチーズをサイコロ状に切る。
2 1ともやしレモンを和える。
3 好みで黒こしょうをかける。

アレンジ案
クリームチーズの代わりに
粉チーズをかけてもgood!

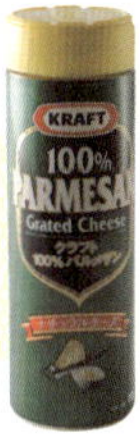

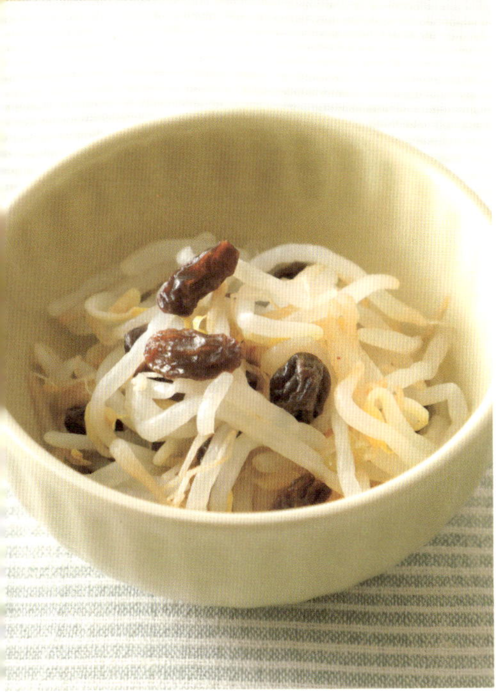

ミネラル豊富なレーズンが
美肌や骨強化をサポート

レーズン
＋もやしレモン

便秘
美肌
骨強化

材料（2人分）
もやしレモン…100g
レーズン…20g

作り方
1 もやしレモンにレーズンを混ぜる。

アレンジ案
レーズンの代わりに刻んだプルーンを混ぜてもOK。シナモンをかけるのもおすすめ。

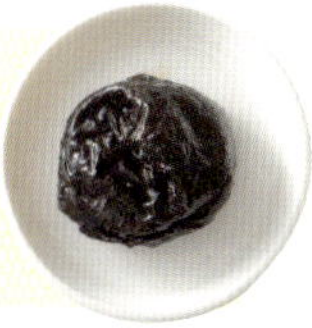

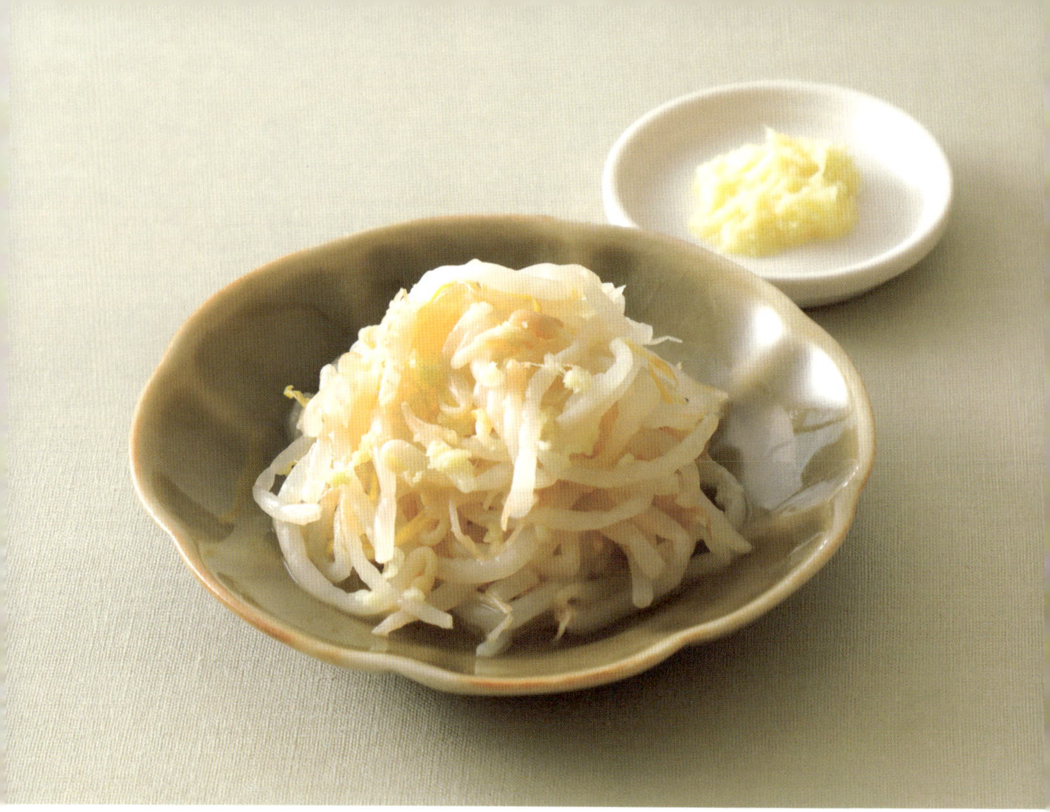

新陳代謝を高め、血行を促進する
しょうがで体ポカポカ

冷え性　疲労回復　脂肪燃焼

しょうが＋もやしレモン

材料（2人分）
もやしレモン…100g
しょうが（すりおろし）…小さじ2

作り方
1　しょうがともやしレモンを和える。

アレンジ案
すりおろしたにんにくや大根おろしと和えてもOK。

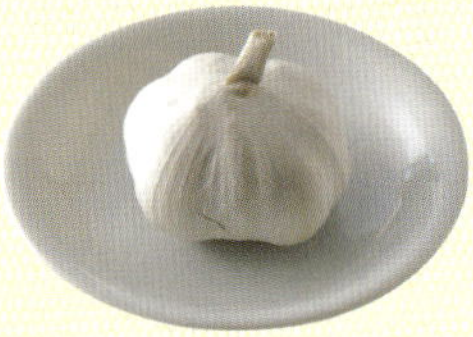

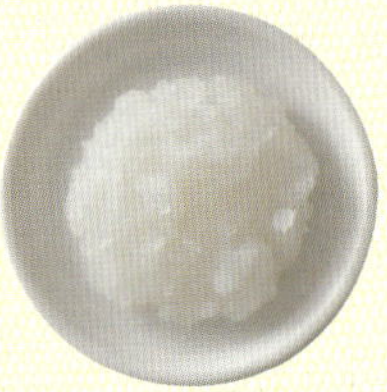

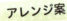

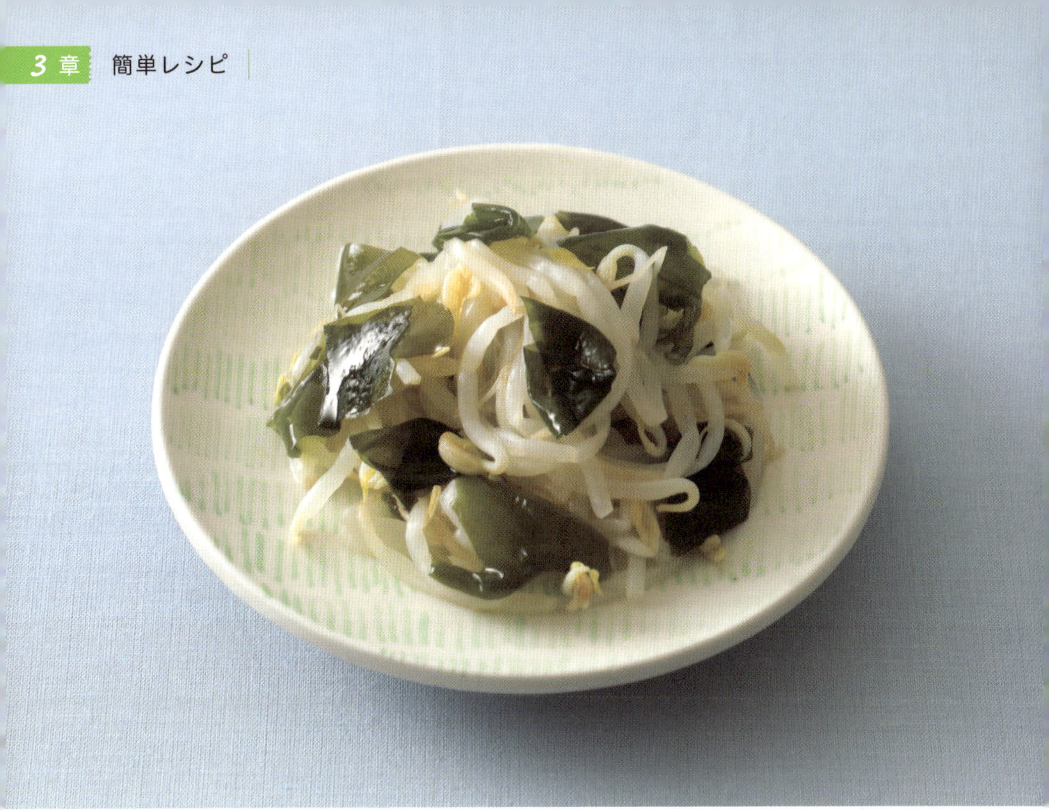

ワカメのヌルヌル成分が
コレステロール値や血圧を調整

美肌　血糖値　中性脂肪

ワカメ＋もやしレモン

材料（2人分）

もやしレモン…100g
乾燥ワカメ…2g

作り方

1 乾燥ワカメを水でもどす。

2 1ともやしレモンを和える。

アレンジ案

ワカメの代わりに水でもどしたひじきでもOK。

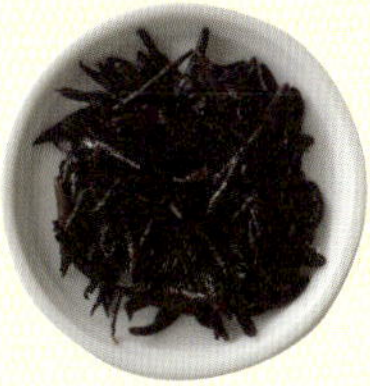

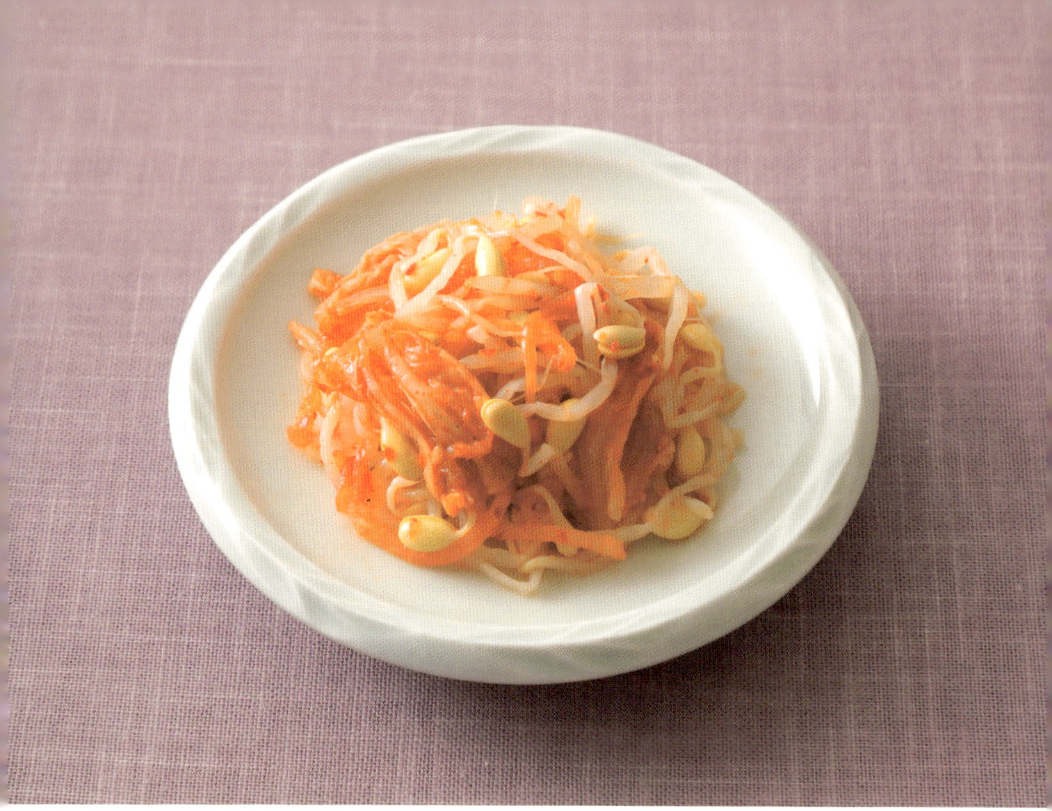

発酵食品のキムチは整腸作用にすぐれ
カプサイシンで脂肪も燃焼

キムチ＋もやしレモン

脂肪燃焼　便秘　美肌

材料（2人分）
もやしレモン…100g
キムチ…50g

作り方
1 キムチを食べやすい大きさに切る。
2 1ともやしレモンを和える。

おすすめコンボ

キムチ
＋納豆
＋めかぶ
＋もやしレモン

食べ応えがあり、栄養満点の副菜に。

アレンジ案

刻んだらっきょうやたくあんと和えてもgood!

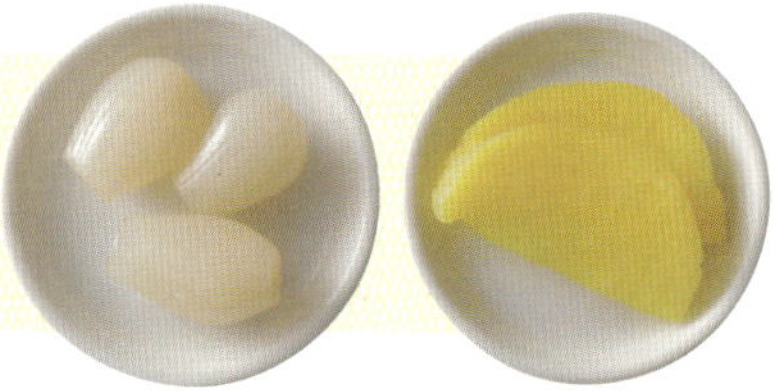

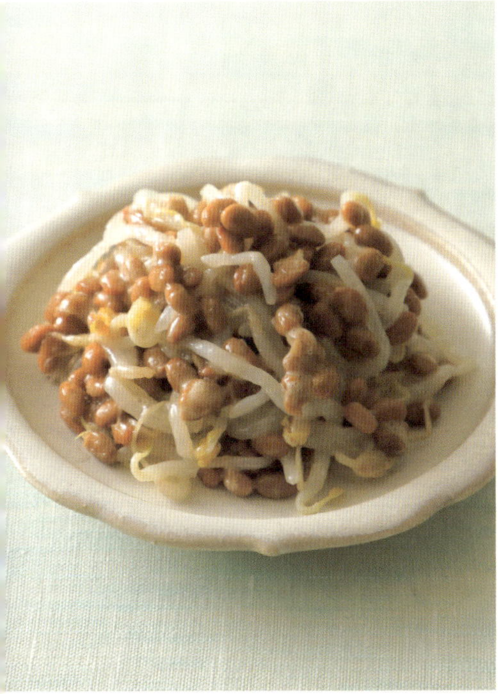

納豆のビタミンB群やEが
疲労を回復し、サラサラ血液に

納豆
＋もやしレモン

血糖値　便秘　骨強化

材料（2人分）
もやしレモン …100g
納豆…2パック

作り方

1 納豆にもやしレモンを入れて、混ぜ合わせる。

アレンジ案

上から青海苔を振りかけてもgood!

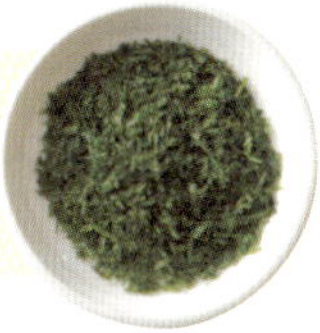

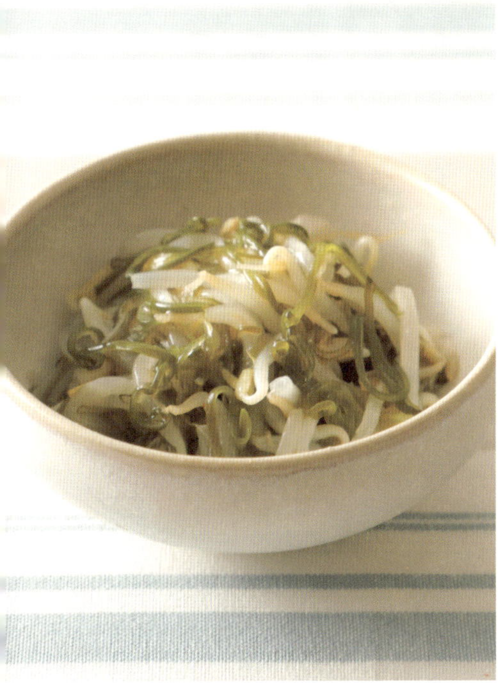

低カロリーで食物繊維豊富な
海藻類はダイエットの強い味方

めかぶ
＋もやしレモン

血糖値　中性脂肪　高血圧改善

材料（2人分）
もやしレモン…100g
めかぶ…2パック

作り方

1 めかぶともやしレモンを和える。

アレンジ案

めかぶの代わりにもずくと和えてもＯＫ

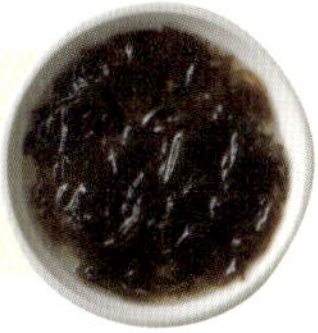

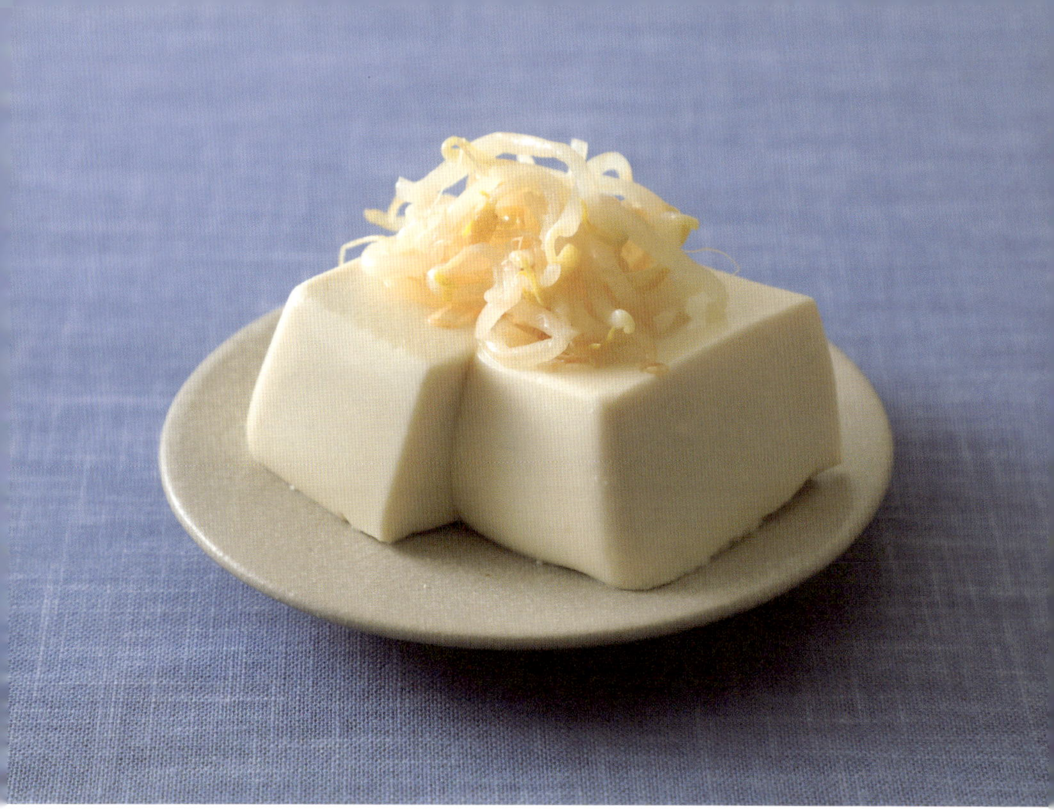

豆腐に含まれる大豆イソフラボンは
アンチエイジングの強い味方

アンチエイジング　美肌

豆腐+もやしレモン

材料（2人分）
もやしレモン…100g
豆腐…1丁

作り方

1 豆腐を食べやすい大きさに切る。

2 *1*にもやしレモンをのせる。

アレンジ案

すりおろしたしょうがや刻んだみょうがをトッピングしてもおいしい。

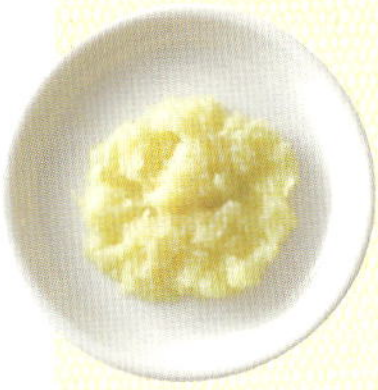

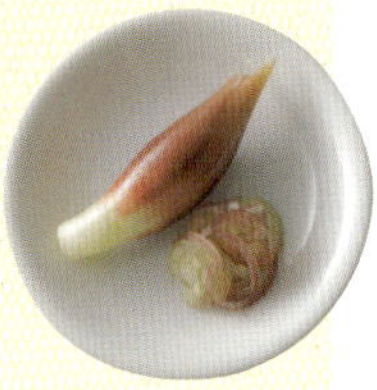

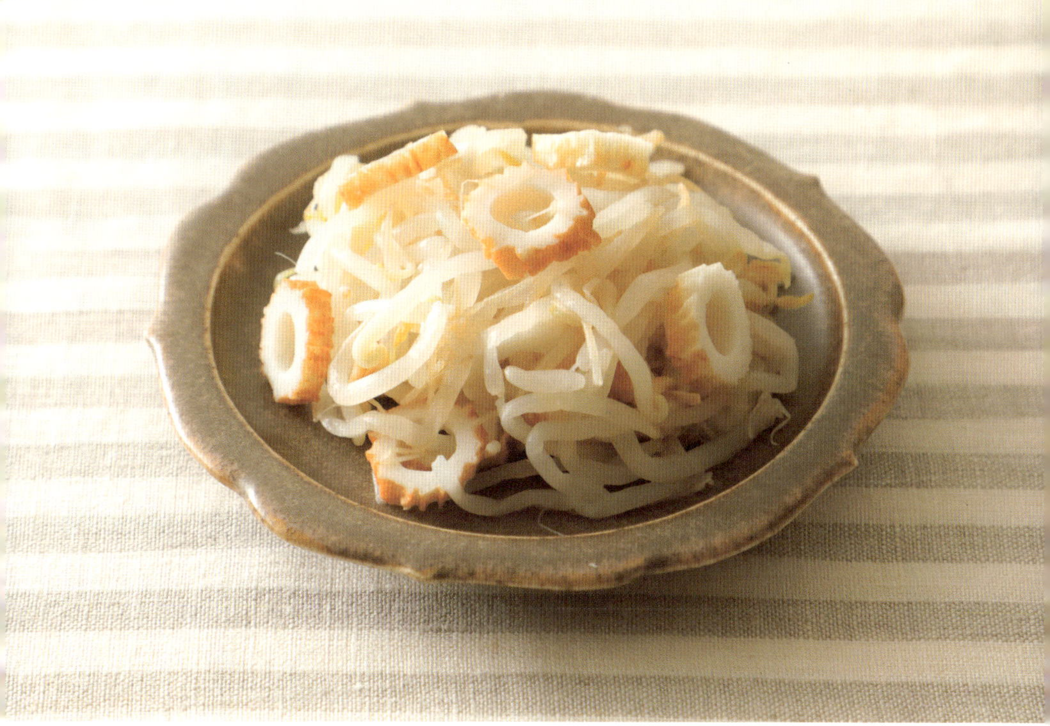

手軽にたんぱく質がとれる
ちくわでお肌プリプリ

アンチエイジング　美肌

ちくわ+もやしレモン

材料（2人分）

もやしレモン…100g
ちくわ…1本

作り方

1 ちくわを輪切りにする。

2 1ともやしレモンを和える。

アレンジ案

ちくわの代わりにはんぺんでもOK。

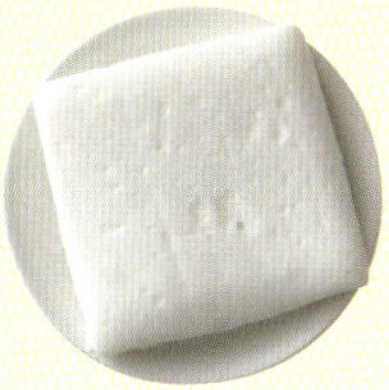

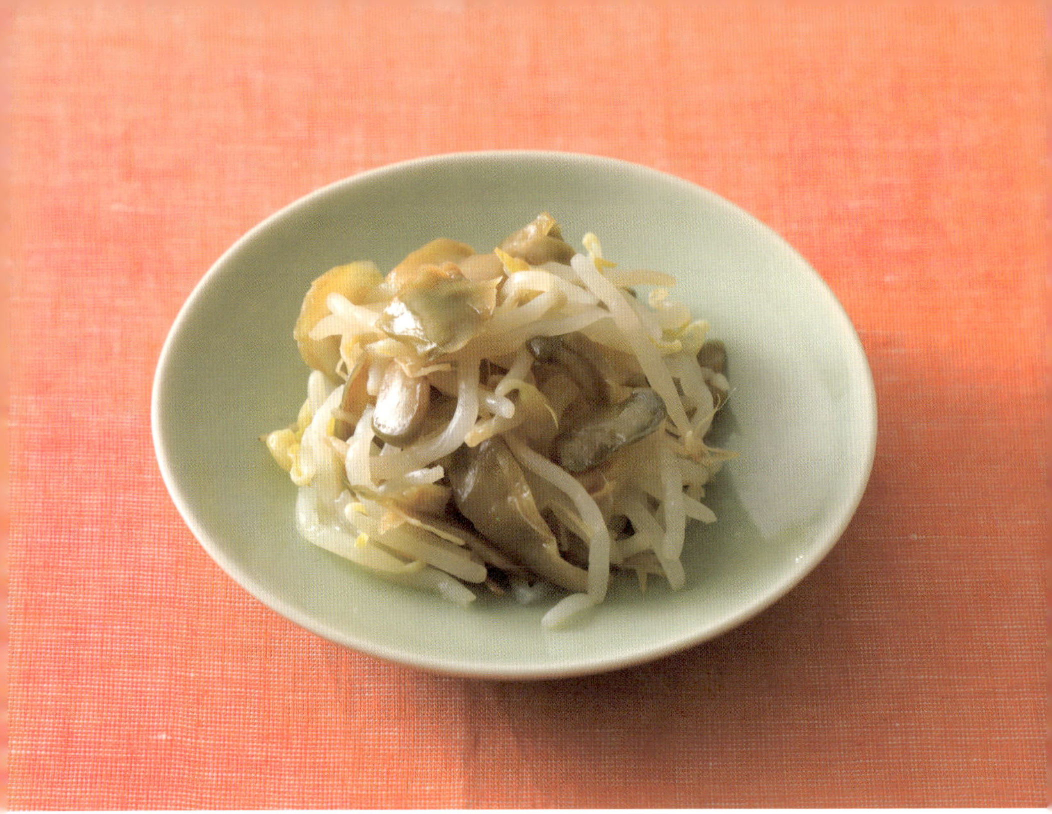

ザーサイのシャキシャキ食感が
満腹中枢を刺激する

食欲増進

ザーサイ＋もやしレモン

材料（2人分）
もやしレモン…100g
ザーサイ…50g

作り方
1 ザーサイを食べやすい大きさに切る。
2 1ともやしレモンを和える。

アレンジ案
刻んだメンマと和えてもgood!

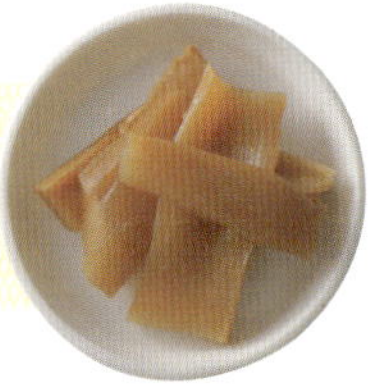

おすすめコンボ
ザーサイ
＋ごま油
＋小ネギ
＋もやしレモン

食欲増進効果の高いザーサイと香ばしいごま油でごはんが進みます。

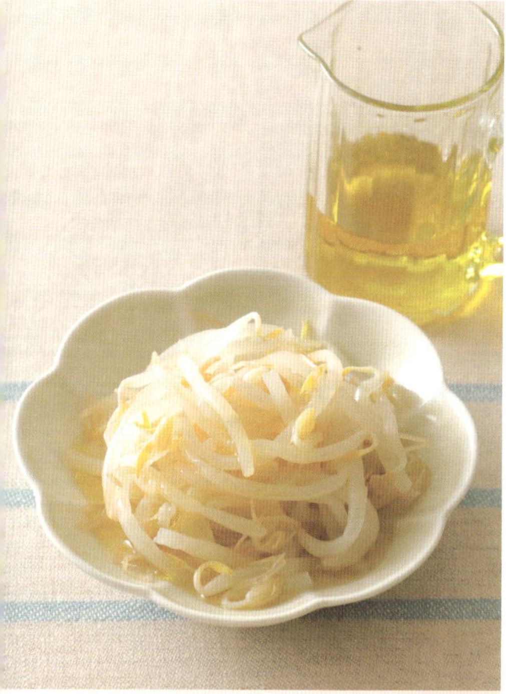

ビタミンE豊富なオリーブオイルの抗酸化作用が美肌を作る

オリーブオイル

＋もやしレモン

美肌

アンチエイジング

材料（2人分）

もやしレモン…100g
オリーブオイル…小さじ2

作り方

1 もやしレモンをオリーブオイルで和える。

アレンジ案

オリーブオイルの代わりにごま油やえごまオイルなど、お好みの油で和えてもOK。

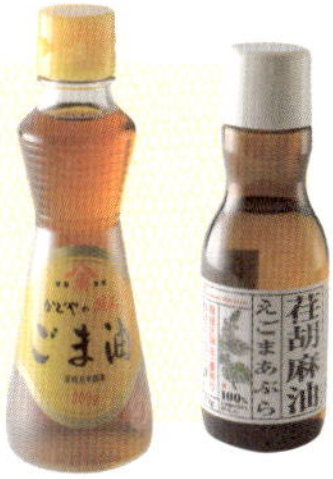

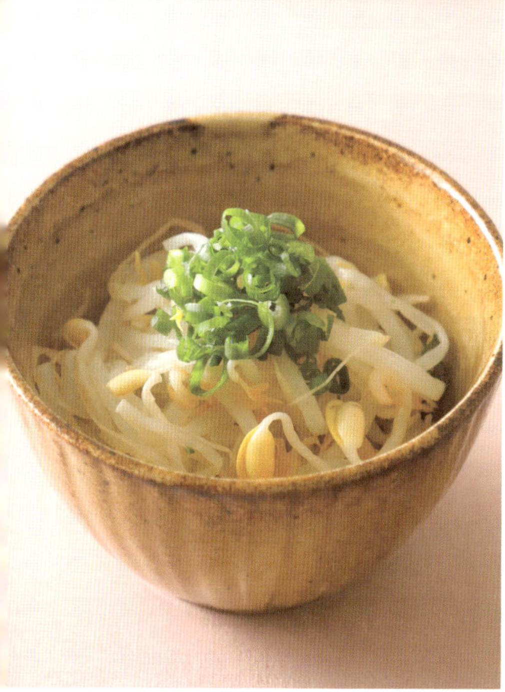

小ネギに含まれるアリシンで血液サラサラ、食欲増進効果も！

小ネギ

＋もやしレモン

血液サラサラ

疲労回復

美肌

材料（2人分）

もやしレモン…100g
小ネギ…1本

作り方

1 小ネギを小口切りにする。
2 もやしレモンに1を散らす。

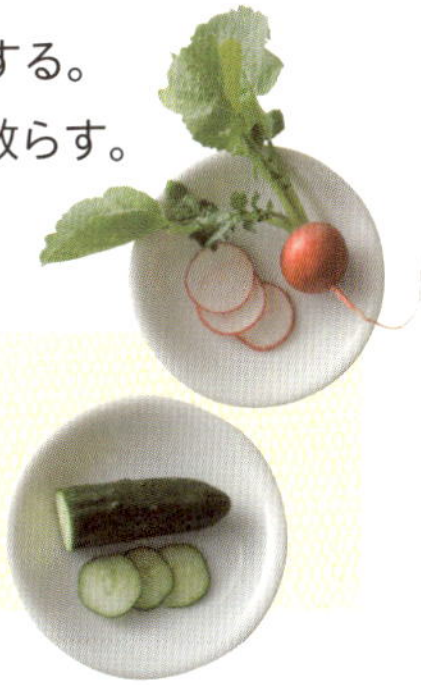

アレンジ案

薄切りにしたラディッシュや、きゅうりの輪切りと和えてもgood!

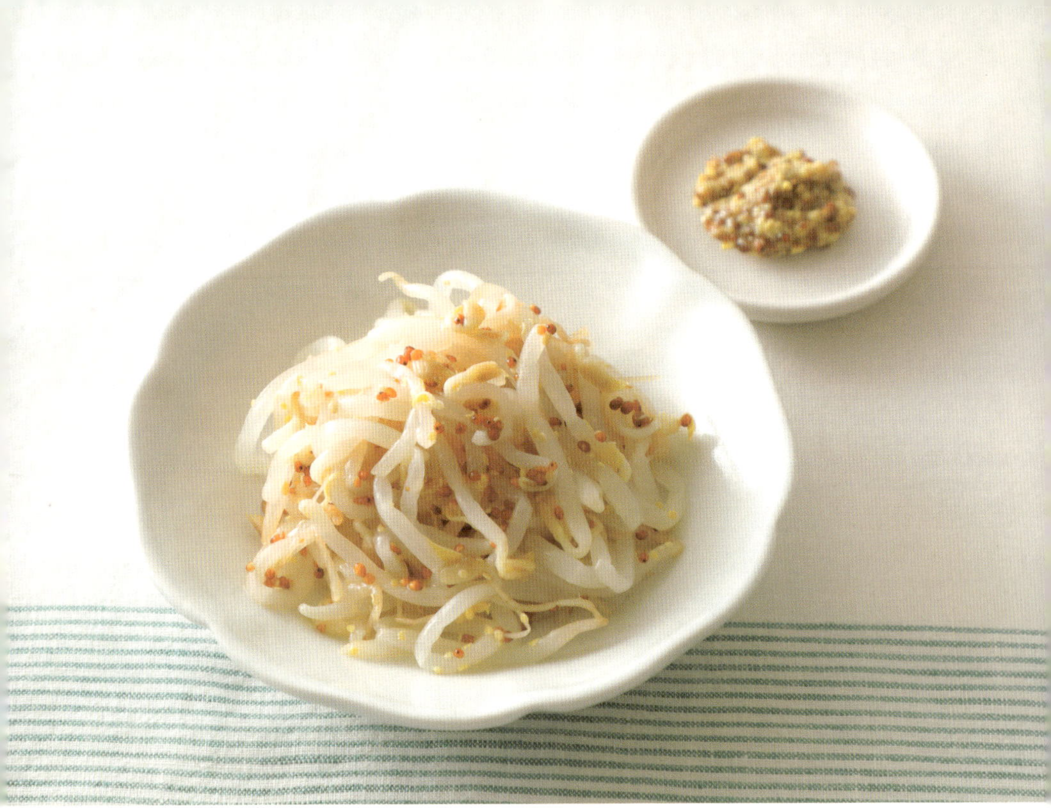

粒マスタードや柚子胡椒を
アクセントに加えて食欲アップ！

食欲
増進

粒マスタード＋もやしレモン

材料（2人分）
　もやしレモン…100g
　粒マスタード…小さじ2

作り方

1　もやしレモンと粒マスタードを和える。

アレンジ案

粒マスタードの代わりに
柚子胡椒でもOK。

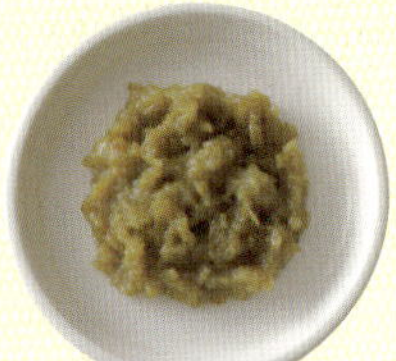

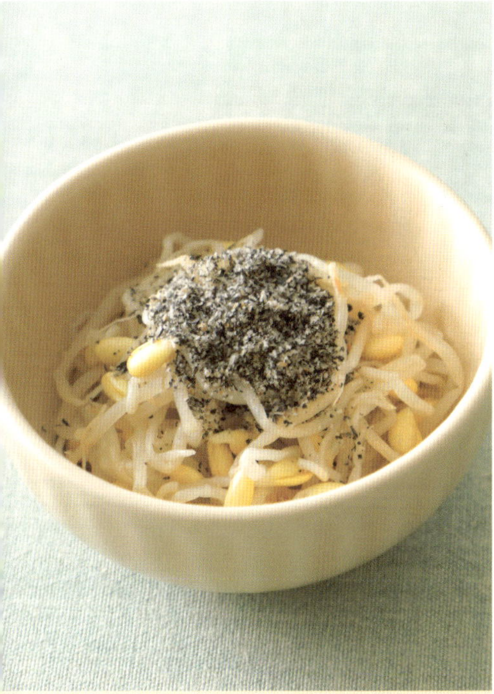

セサミンやビタミンEが豊富な
ごまはアンチエイジング効果大

ごま
＋もやしレモン

美髪
血液サラサラ
アンチエイジング

材料（2人分）
もやしレモン…100g
黒すりごま…小さじ2

作り方
1 もやしレモンに黒すりごまをかける。

アレンジ案
お好みで白ごまでもOK。

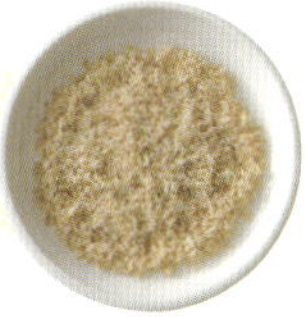

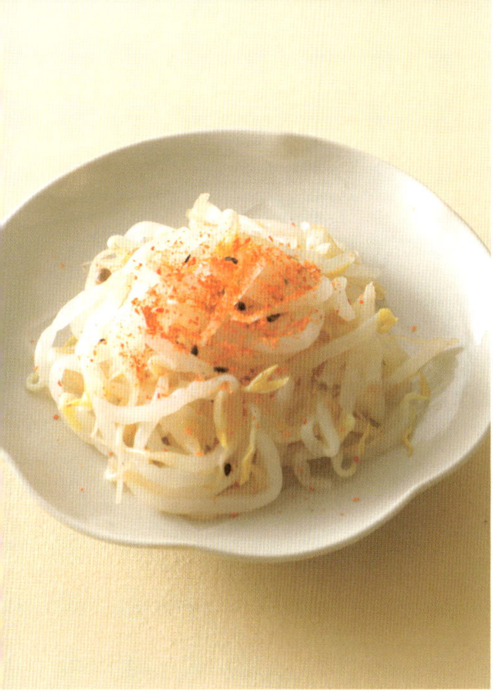

唐辛子に含まれる
カプサイシンが脂肪を燃焼

唐辛子
＋もやしレモン

脂肪燃焼
食欲増進

材料（2人分）
もやしレモン…100g
七味唐辛子…適量

作り方
1 もやしレモンに七味唐辛子をかける。

アレンジ案
七味唐辛子の代わりに豆板醤でもOK。

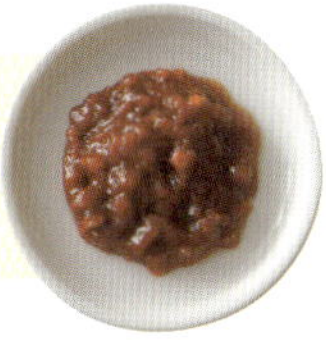

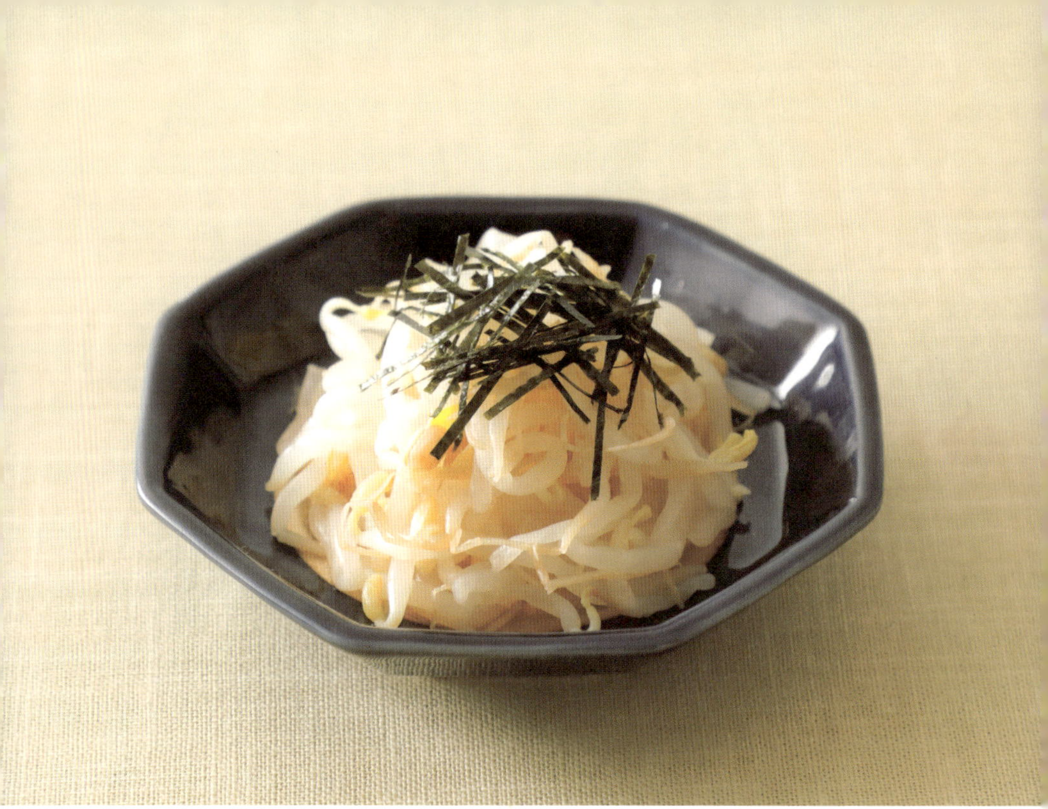

美肌

ビタミンA・Cが豊富な海苔には
鉄やカルシウムなどミネラルもたっぷり

海苔+もやしレモン

材料（2人分）

もやしレモン…100g
焼き海苔…1枚

作り方

1 焼き海苔をキッチンばさみなどで細切りにする。

2 もやしレモンに*1*をかける。

アレンジ案

お好みで韓国海苔でもＯＫ。

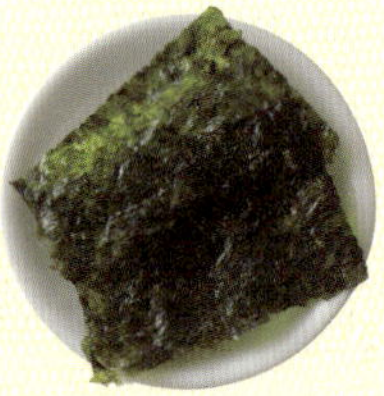

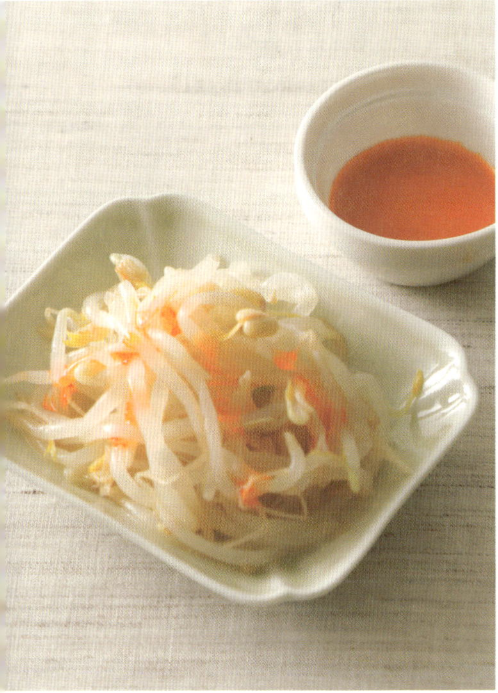

味にアクセントをつけてくれる
ラー油を効かせて食欲アップ！

ラー油
＋もやしレモン

食欲増進

材料（2人分）
もやしレモン…100g
ラー油…適量

作り方
1 もやしレモンにラー油をかける。

アレンジ案
ラー油の代わりにタバスコでもgood!

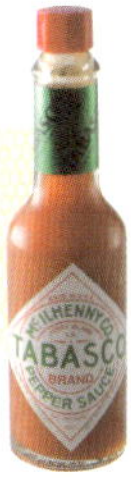

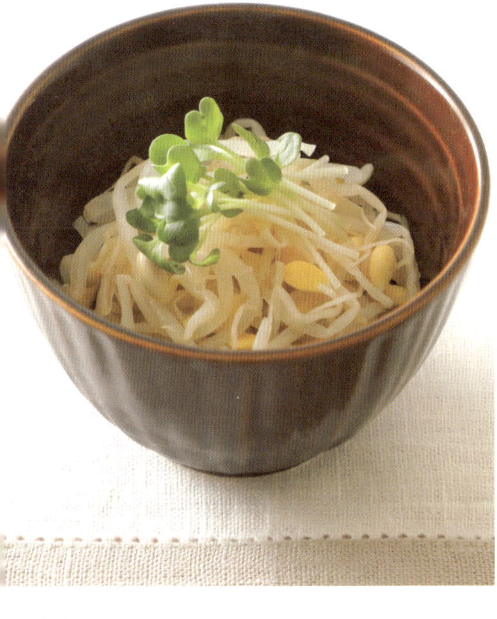

ビタミンCやβ-カロテンが豊富な
かいわれ大根が美肌に効く

かいわれ大根
＋もやしレモン

美肌

疲労回復

材料（2人分）
もやしレモン…100g
かいわれ大根…1/8パック

作り方
1 かいわれ大根を適当な長さに切る。
2 もやしレモンに1をのせる。

アレンジ案
かいわれ大根の代わりにブロッコリースプラウトでもOK。

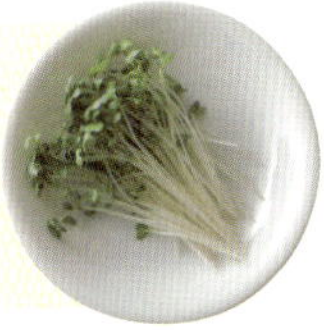

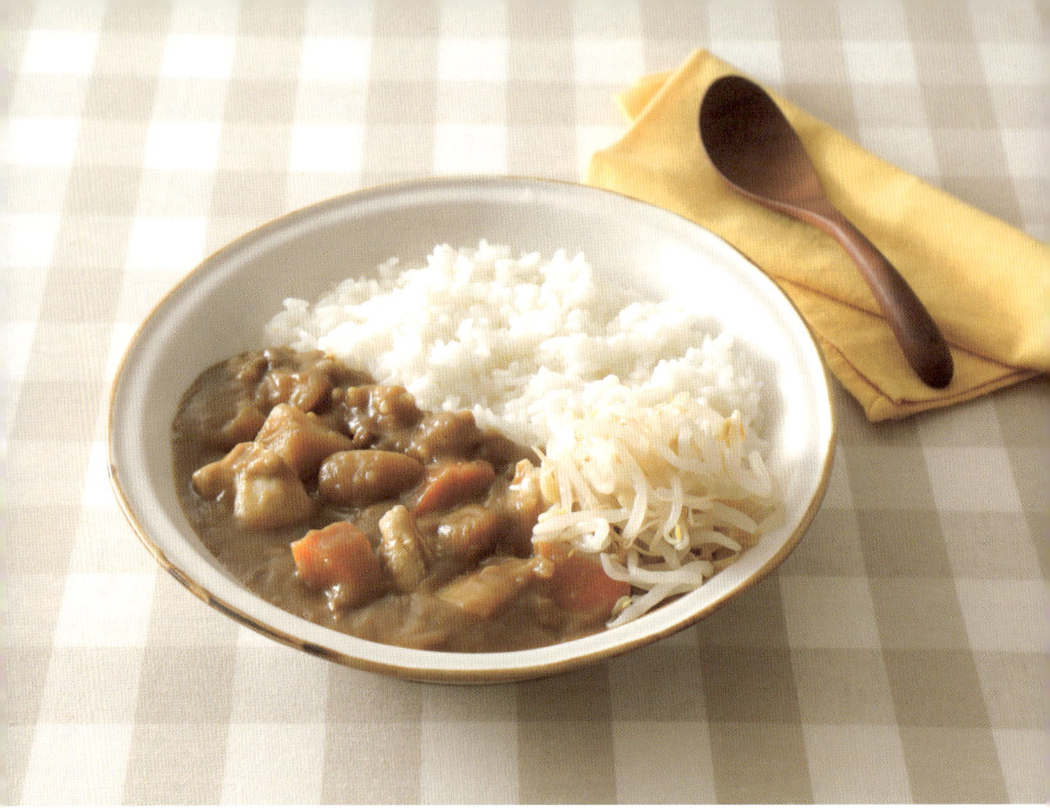

福神漬けや漬物の代わりに
カレーや丼物にトッピング

生活習慣病予防

カレーライス＋もやしレモン

材料（2人分）
もやしレモン…100g
カレーライス…2皿

作り方
1 カレーライスにもやしレモンをのせる。

アレンジ案

牛丼や親子丼にもやしレモンをのせてもおいしい。

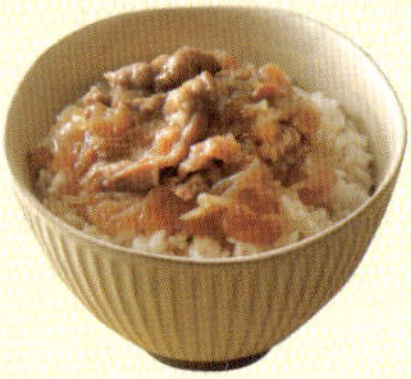

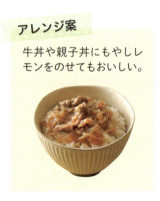

4章

もやしレモンが53通りに大変身！

もやしレモン
応用レシピ

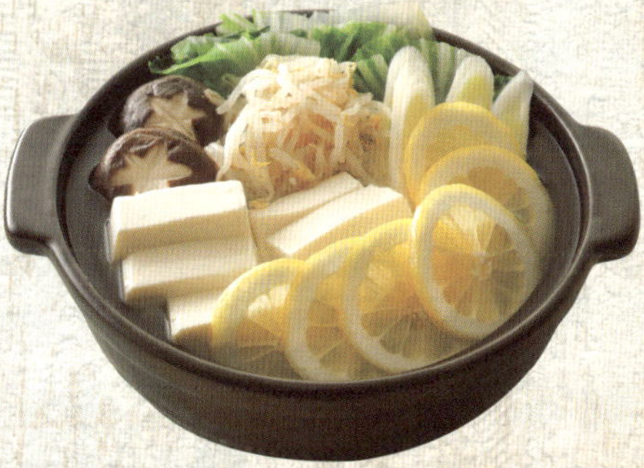

野菜、スープ、卵&豆腐、魚、肉、
ごはん、麺、パンの7ジャンル。
スターターからメインディッシュ
まで、全てにもやしレモンを
使った53品のレシピです。

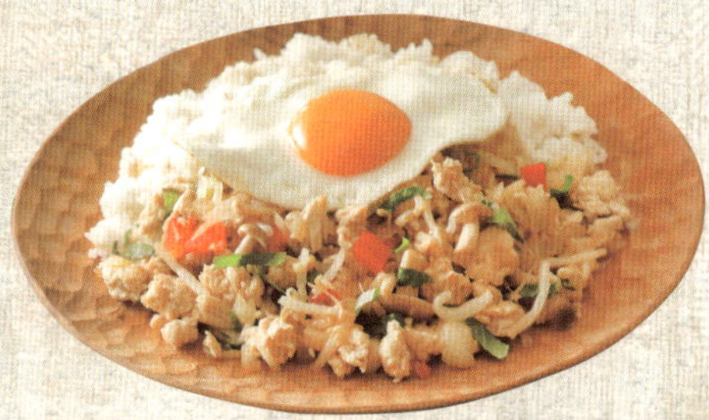

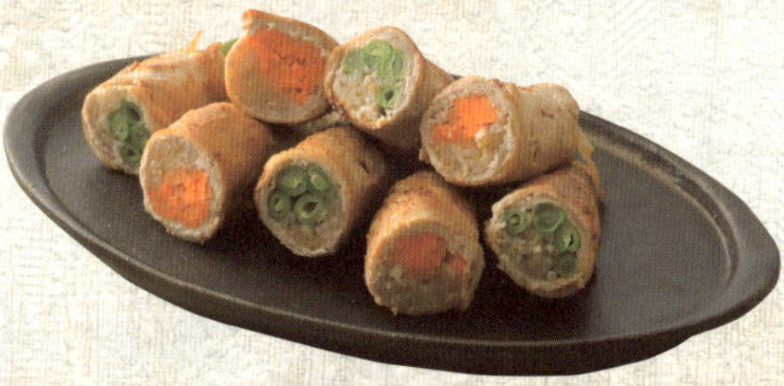

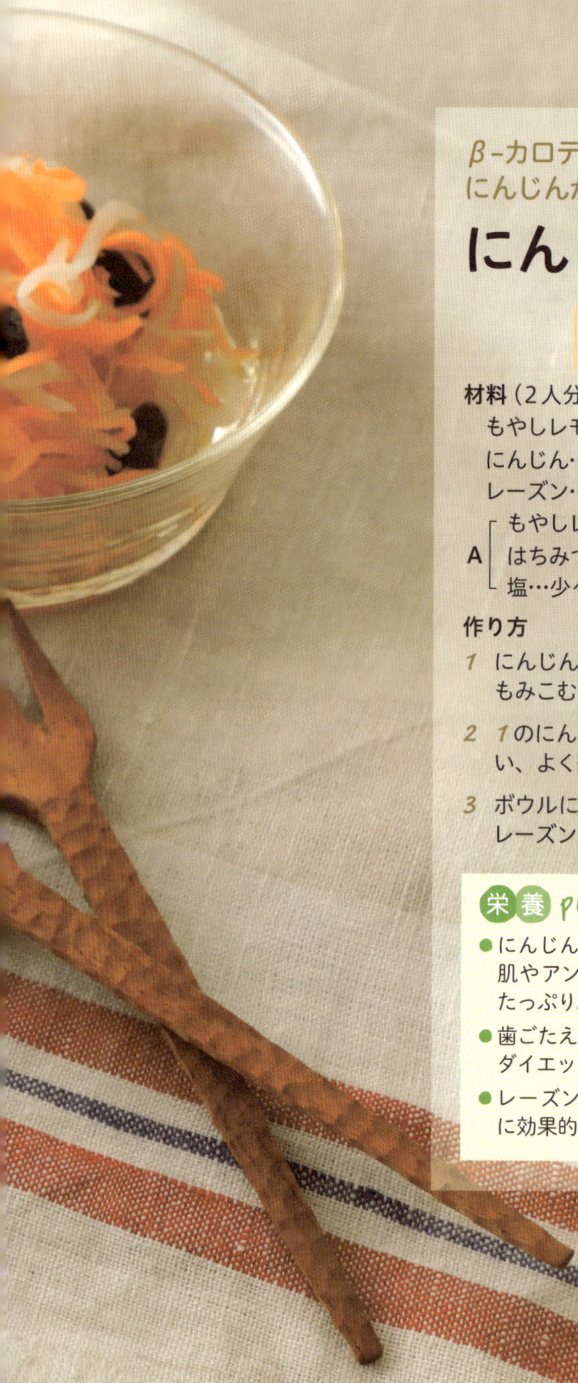

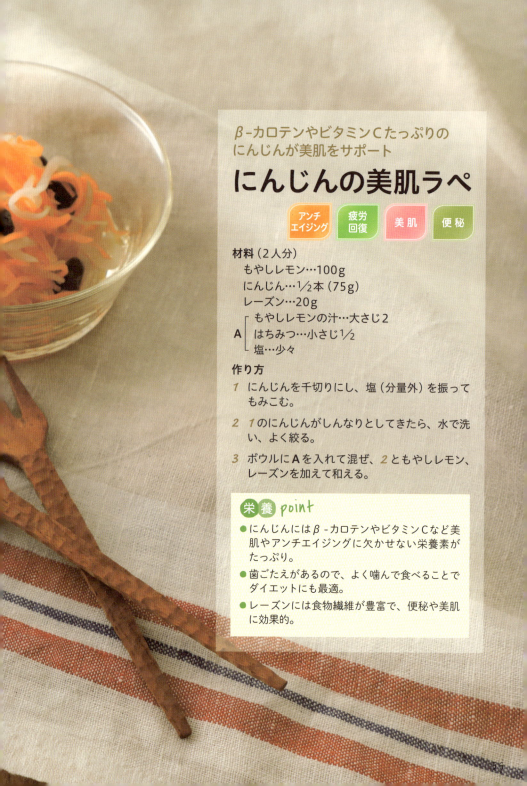

β-カロテンやビタミンCたっぷりの
にんじんが美肌をサポート

にんじんの美肌ラペ

アンチエイジング　疲労回復　美肌　便秘

材料（2人分）

もやしレモン…100g
にんじん…1/2本（75g）
レーズン…20g
A
- もやしレモンの汁…大さじ2
- はちみつ…小さじ1/2
- 塩…少々

作り方

1 にんじんを千切りにし、塩（分量外）を振ってもみこむ。

2 1のにんじんがしんなりとしてきたら、水で洗い、よく絞る。

3 ボウルにAを入れて混ぜ、2ともやしレモン、レーズンを加えて和える。

栄養 point

- にんじんにはβ-カロテンやビタミンCなど美肌やアンチエイジングに欠かせない栄養素がたっぷり。
- 歯ごたえがあるので、よく噛んで食べることでダイエットにも最適。
- レーズンには食物繊維が豊富で、便秘や美肌に効果的。

1 VEGETABLE

野菜料理

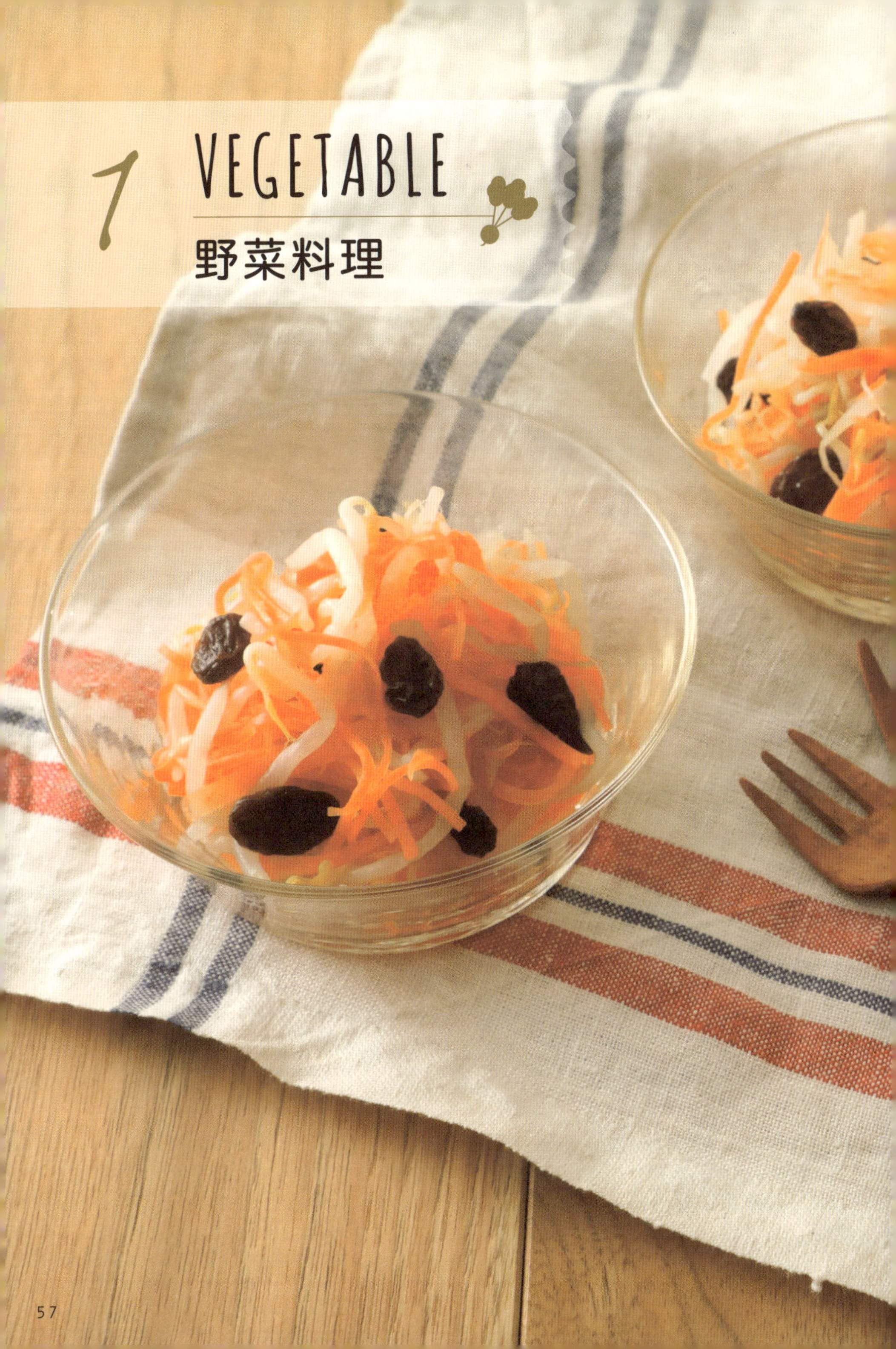

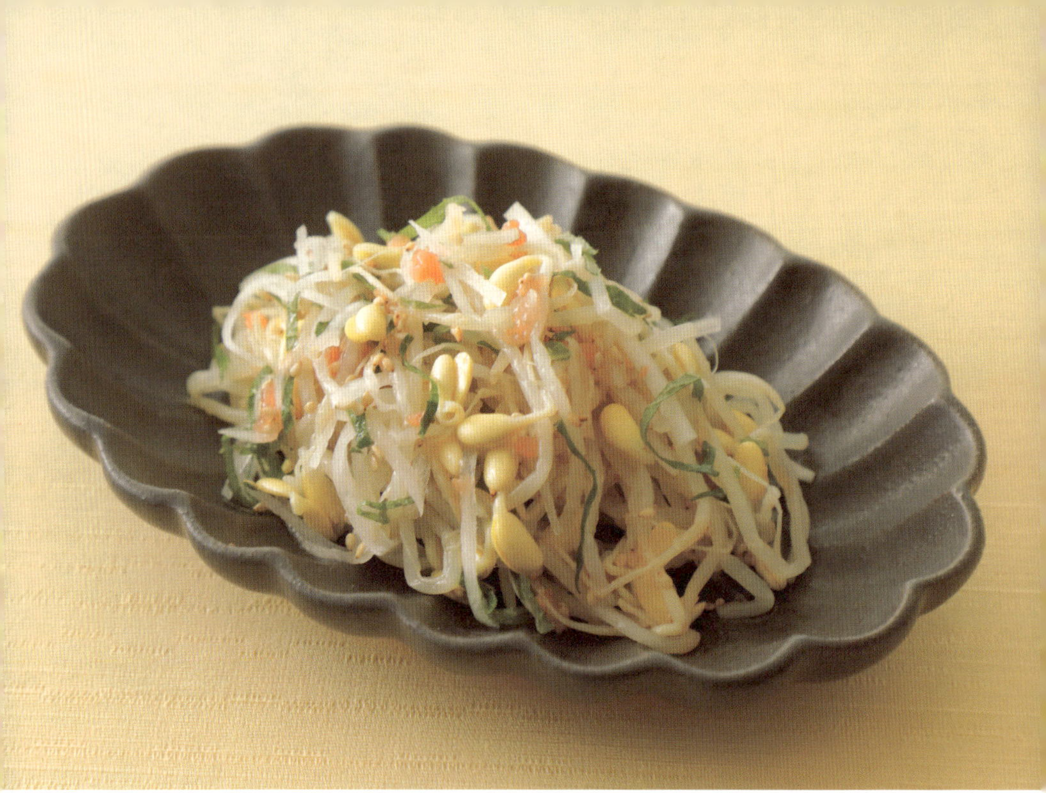

梅干しとレモンの酸味が食欲をそそる
箸休めに最適な一品

疲労回復　食欲増進　美肌　ダイエット

さっぱり梅しそ和え

材料（2人分）

もやしレモン…100g
※写真は大豆もやしを使用
大根…50g
大葉…4枚
梅干し…小1個（8g）
白ごま…大さじ1/2
ごま油…小さじ1

作り方

1 大根、大葉を千切りにする。
2 梅干しを包丁でたたき、ペースト状にする。
3 ボウルに1、2と残りの材料を入れて和える。

栄養 point

- ごまはビタミンEやセサミンが豊富で、アンチエイジングにぴったり。
- サラダのようにたんぱく質が不足しがちなメニューには、大豆もやしを使うと◎。

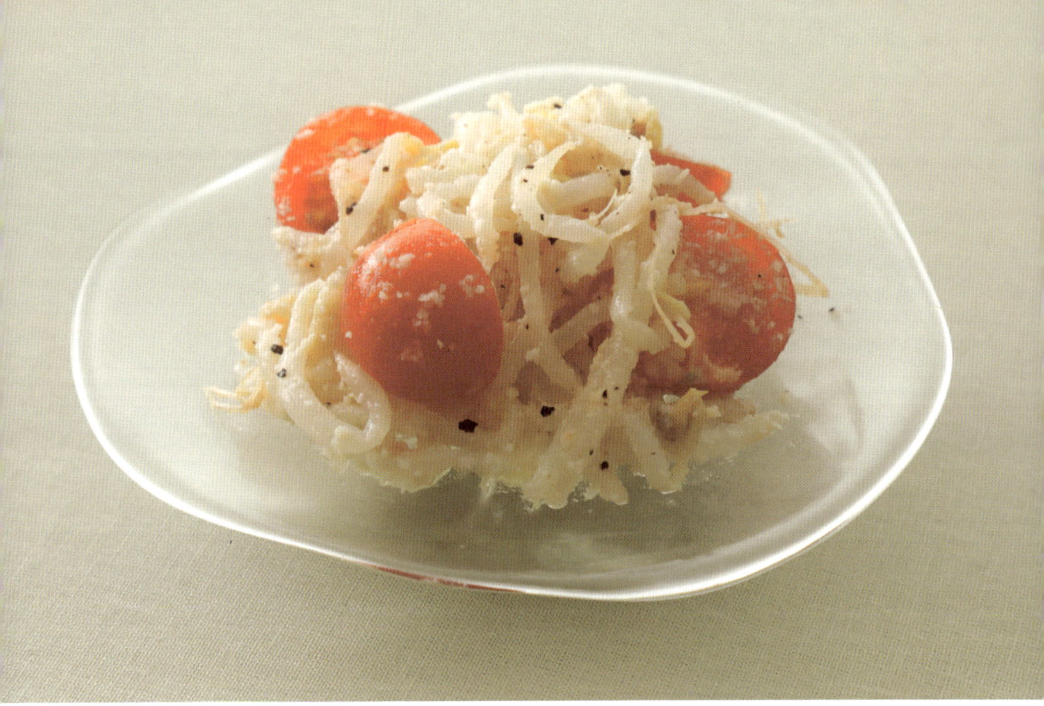

カルシウムとクエン酸の
キレート効果で骨を強く

美肌　骨強化　便秘　血糖値

もやしレモン チーズサラダ

材料（2人分）

もやしレモン…100g
ミニトマト…4個
A
- 粉チーズ…大さじ1
- 黒こしょう…少々
- オリーブオイル…大さじ$\frac{1}{2}$

トッピング用粉チーズ…適量（お好みで）

作り方

1. ミニトマトを半分に切る。
2. もやしレモンとミニトマトをボウルに入れ、Aを入れて和える。
3. 器に盛り付け、粉チーズをかける。

栄養 point

- チーズのカルシウム＋レモンのクエン酸のキレート効果で骨の強化を助けます。
- ミニトマトには、美肌に欠かせないビタミンCやリコピンなどが豊富。

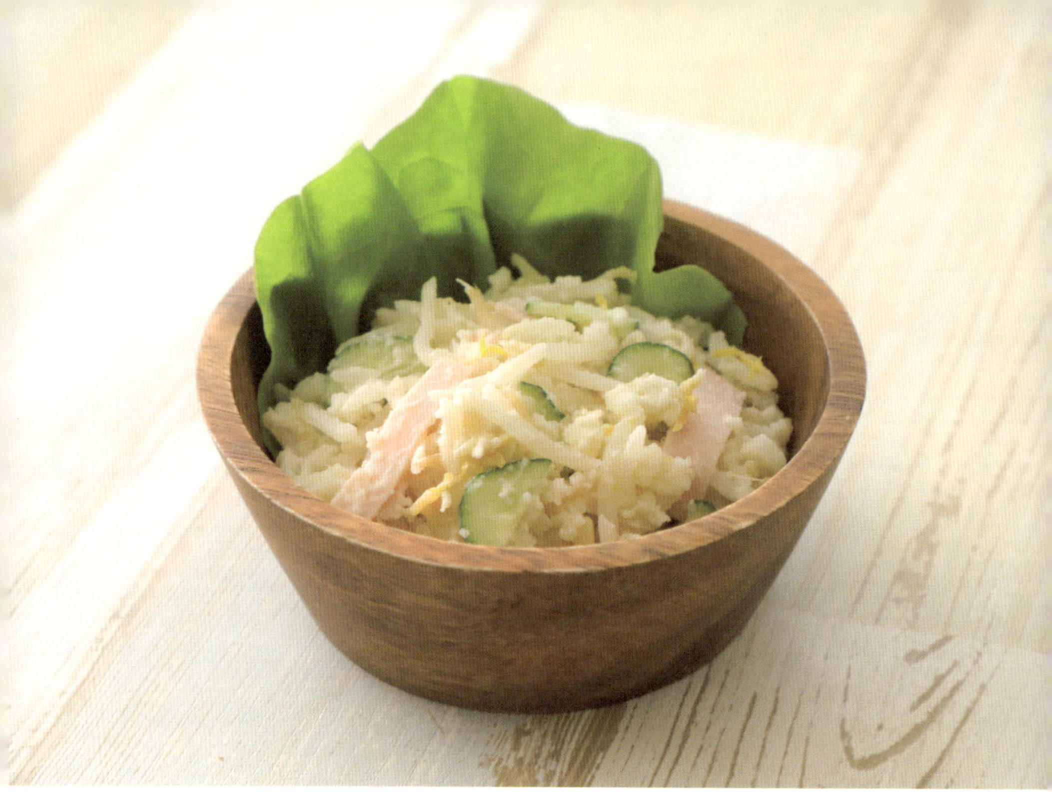

じゃがいもは皮付きのままゆでて
時短調理。レンジでチンしてもOK！

疲労回復　食欲増進　美肌　便秘

しゃきしゃきポテトサラダ

材料（2人分）

もやしレモン…100g
じゃがいも…大1個（150g）
きゅうり…1/4本（25g）
ハム…1枚（20g）
A［もやしレモンの汁…大さじ1
　塩・こしょう…少々
マヨネーズ…大さじ1.5
サラダ菜…4枚

作り方

1 きゅうりを半月切りにし、塩（分量外）を振ってしんなりしてきたら、水で洗ってよく絞る。ハムを千切りにする。

2 じゃがいもは皮付きのままゆでる。火が通ったら皮をむき、熱いうちにマッシャーなどを使ってつぶし、Aを混ぜ合わせる。

3 2の粗熱が取れたら、1ともやしレモン、マヨネーズを加えて和える。

4 器にサラダ菜をしき、3を盛り付ける。

栄養point

● じゃがいものビタミンCは加熱によって壊れにくく、美肌効果も高い。

調理point

● じゃがいもを皮付きのままゆでることで、スーッと皮をむくことができ、手間が省けます。電子レンジで加熱してもOK。

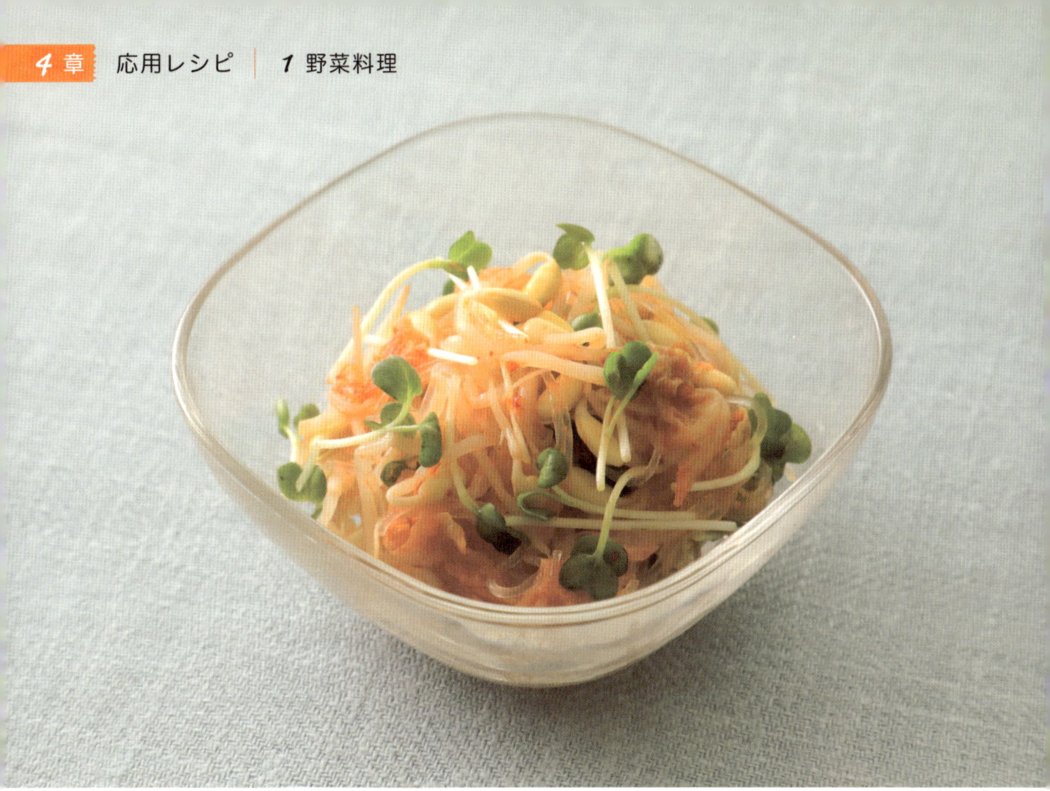

ほぼ混ぜるだけの簡単レシピ
納豆を加えてもgood!

疲労回復　食欲増進　美肌　便秘

春雨とキムチのピリ辛サラダ

材料（2人分）

もやしレモン…100g
※写真は大豆もやしを使用
キムチ…80g
春雨…30g
かいわれ大根…1/4パック（20g）
ごま油…小さじ1

作り方

1 かいわれ大根の長さを半分に切る。キムチを食べやすい大きさに切る。

2 春雨を袋の表示時間通りにゆでて水気を切り、キッチンばさみなどで食べやすい大きさに切る。

3 ボウルに材料すべてを入れて和える。

栄養 point

- キムチは発酵食品で、お腹の調子を整えます。

調理 point

- キムチともやしレモンだけの味付けで、調味もほとんどなく簡単！ 納豆などを加えても◎

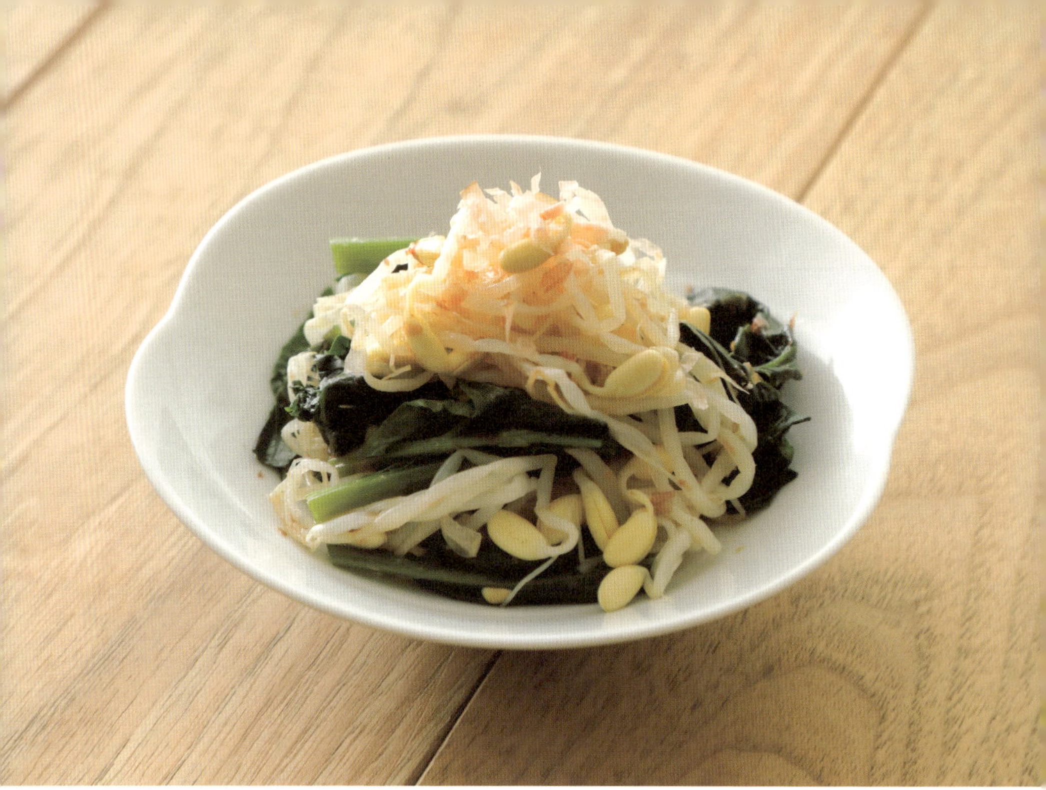

レモンのビタミンCで
鉄分の吸収力アップ！

アンチエイジング　美肌　ダイエット　血糖値

ほうれん草ともやしレモンのお浸し

材料（2人分）

もやしレモン…100g
※写真は大豆もやしを使用

ほうれん草…1/2袋（100g）

A
- もやしレモンの汁…大さじ1
- 薄口しょうゆ…小さじ1
- かつお節…1/2パック（2g）

作り方

1. ほうれん草を熱湯でさっとゆで、粗熱を取り、ざく切りにする。
2. ボウルにもやしレモンと *1* を入れ、Aを加えて和える。

栄養 point

- ほうれん草に含まれる鉄分は、レモンに含まれているビタミンCが加わることによって、吸収率アップ。貧血予防に最適です。
- ほうれん草には美肌に欠かせない β -カロテン、ビタミンC、鉄などが豊富。

調理 point

- ほうれん草はさっとゆでて、栄養損失を少なくしましょう。

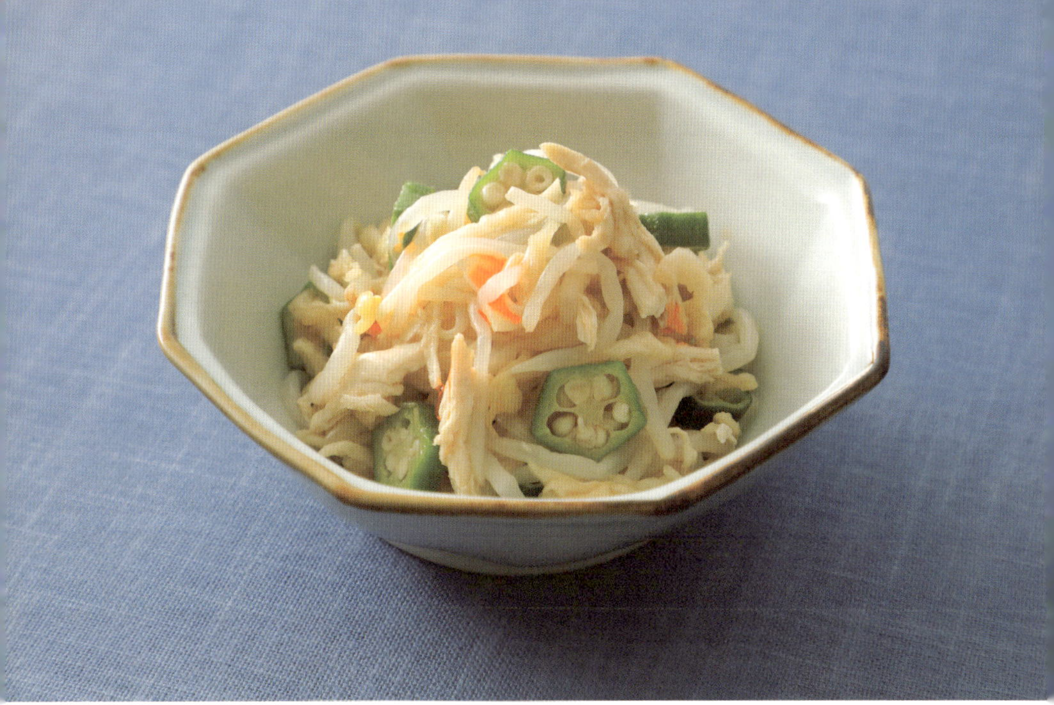

よく噛むことで満腹感アップ！
ダイエットの強い味方

ダイエット　骨強化　便秘　血糖値

切干大根とささみの中華風サラダ

材料（2人分）

もやしレモン…100g
ささみ…1本
切り干し大根（乾）…10g
オクラ…4本（40g）

A
- もやしレモンの汁…大さじ2
- しょうゆ…大さじ1/2
- ごま油…小さじ1
- ラー油…適量

作り方

1 切り干し大根を約10分水に漬けてもどし、キッチンばさみなどでざく切りにする。

2 鍋に湯を沸かし、塩少々（分量外）を入れてオクラを約1分ゆでる。ゆで上げたら、同じ鍋にささみを入れて約5分ゆでる。それぞれ粗熱が取れたら、オクラは輪切りに、ささみは手でほぐす。

3 ボウルに1、2と、もやしレモンを入れてAを加えて和える。

栄養 point

- 切り干し大根はカルシウムや食物繊維が豊富。レモンのキレート効果でカルシウムの吸収率がアップし、骨の強化に役立ちます。
- 切り干し大根は歯ごたえがあり、良く噛んで食べることで、満腹感もアップ。
- ささみは低脂質・高たんぱくな食材。美しい肌や髪作りには欠かせません。

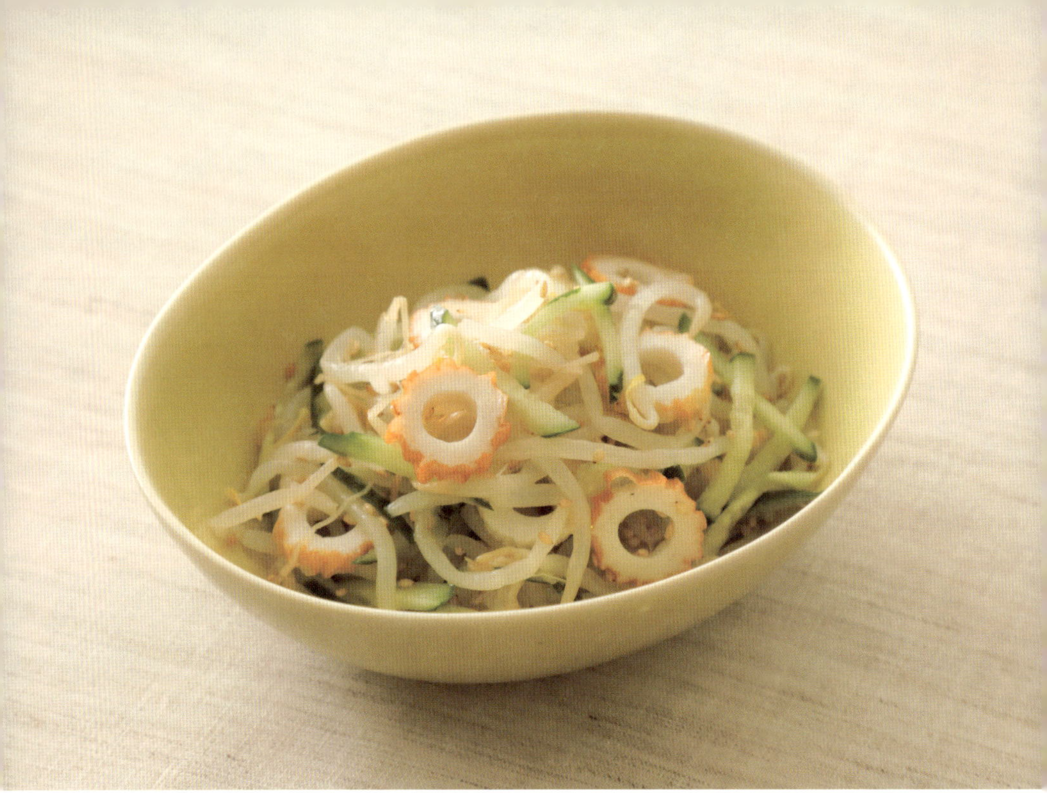

混ぜるだけの簡単レシピで
手軽にたんぱく質を補給

疲労回復　美肌　ダイエット　骨強化

ちくわときゅうりのもやしレモン和え

材料（2人分）

もやしレモン…100g
ちくわ…1本
きゅうり…1/2本（50g）
白ごま…大さじ1/2
ごま油…小さじ1

作り方

1 きゅうりを千切りにする。
2 ちくわを輪切りにする。
3 ボウルに材料全てを入れて和える。

調理 point

- 材料を切って混ぜるだけの簡単レシピ。あと1品ほしいなという時に。
- たんぱく質源となるちくわの代わりに、ハムやささみなどもおすすめ。

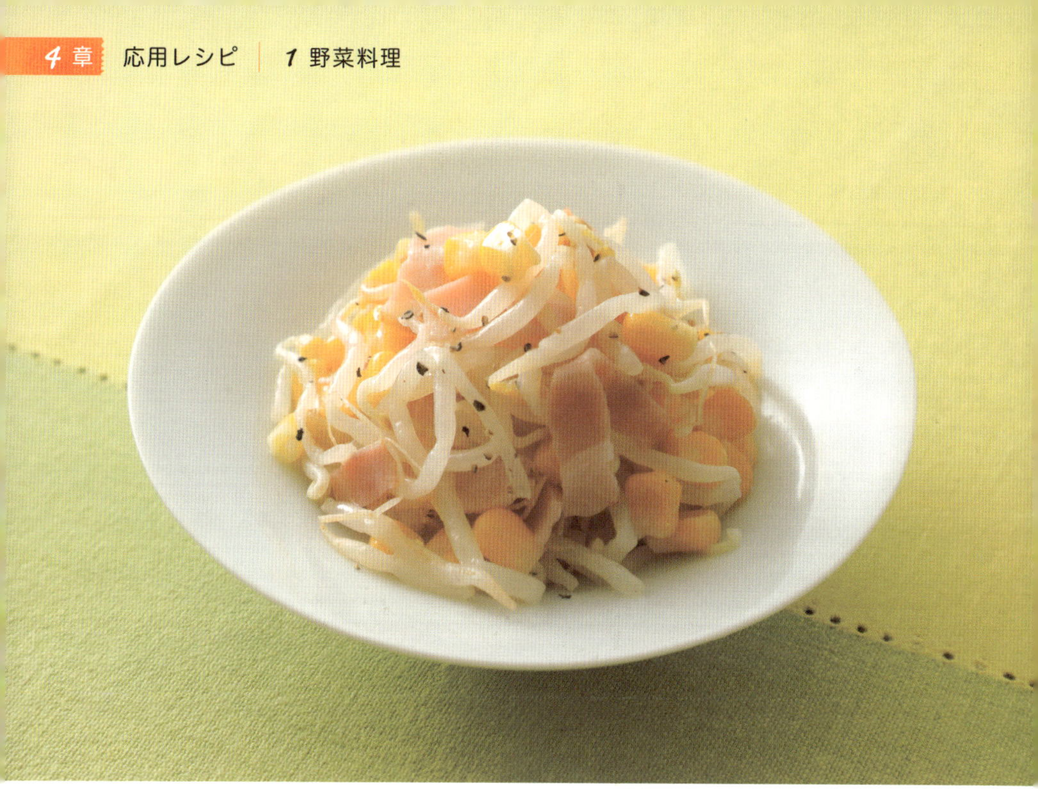

人気のバターコーンに
もやしレモンを加えてサッパリ

疲労回復　美肌

さわやかバターコーン

材料（2人分）
- もやしレモン…100g
- ベーコン…1枚（20g）
- コーン…50g
- バター…10g
- 塩・黒こしょう…少々

作り方

1 ベーコンを短冊切りにする。

2 フライパンにバターを入れて中火にかけ、ベーコンとコーンを入れて炒める。

3 火が通ってきたら、もやしレモンを加えて塩・黒こしょうで味を調える。

調理point

- レモンには減塩効果があるので、少ない塩分でもおいしく仕上がります。
- もやしレモンの栄養の損失を少なくするために、加熱時間は短めに。

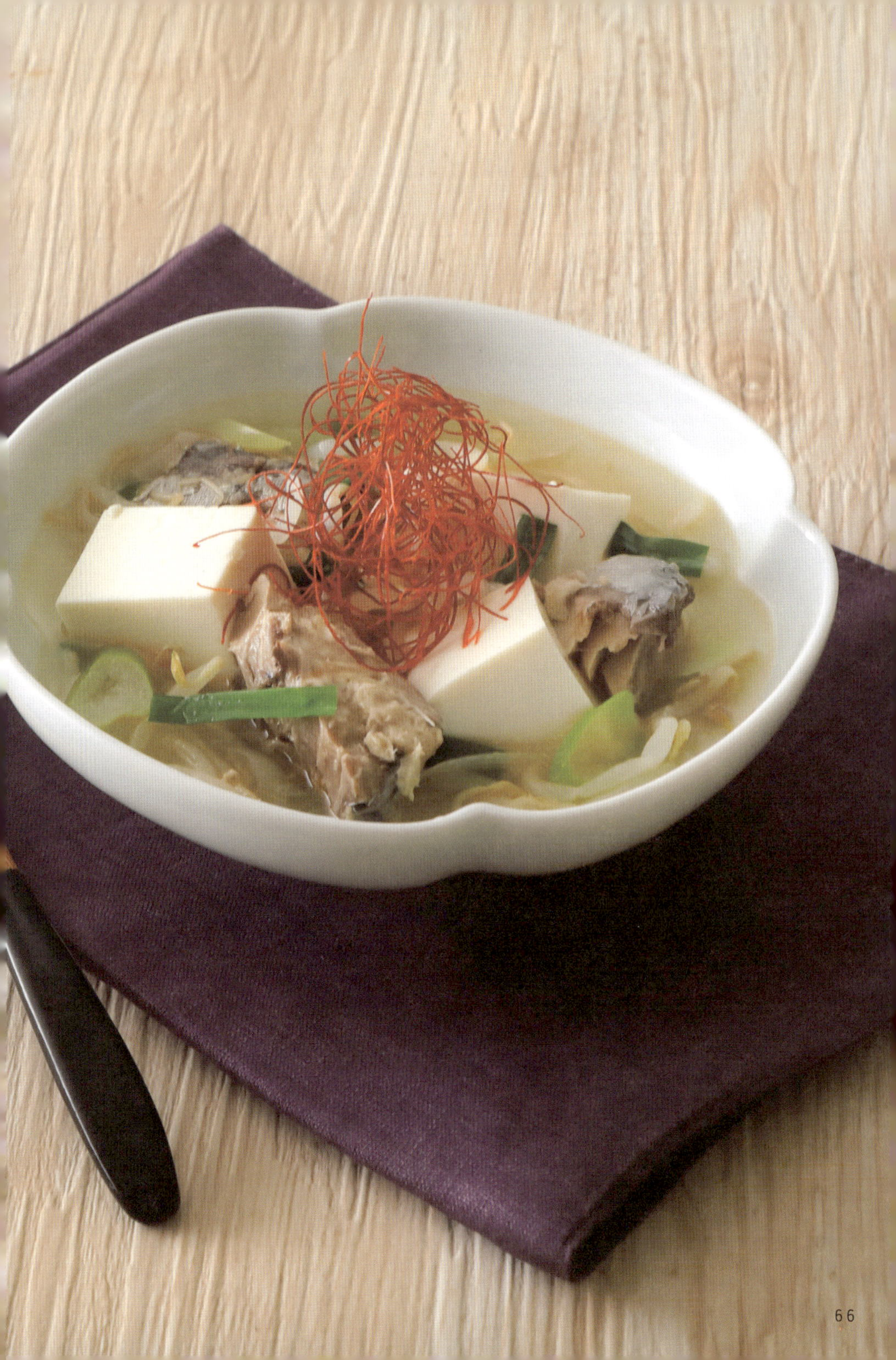

2 SOUP スープ

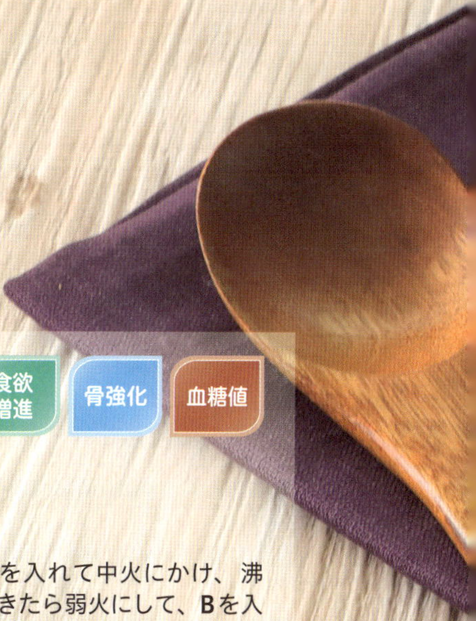

さば缶を汁ごと使って
旨味たっぷり！

血液サラサラ　食欲増進　骨強化　血糖値

さば缶スンドゥブ

材料（2人分）

もやしレモン…100g

A
- さば缶…1缶（汁ごと）
- 絹ごし豆腐…½丁（150g）
- 長ねぎ…½本（50g）
- ニラ…¼わ（25g）
- 水…400ml

B
- みそ…大さじ1
- 豆板醤…小さじ1
- ごま油…小さじ1

糸唐辛子…適量

作り方

1 絹ごし豆腐を一口大に切る。長ねぎを斜め切りに、ニラをざく切りにする。

2 鍋にAを入れて中火にかけ、沸騰してきたら弱火にして、Bを入れて味を調える。

3 もやしレモンを入れて火を止め、器に盛り付け、糸唐辛子をのせる。

栄養 point

- 豆腐、さば缶を入れて、たんぱく質をたっぷり摂取。
- もやしレモンを入れることで、ボリューム感がアップ。レモンの酸味で減塩効果も。

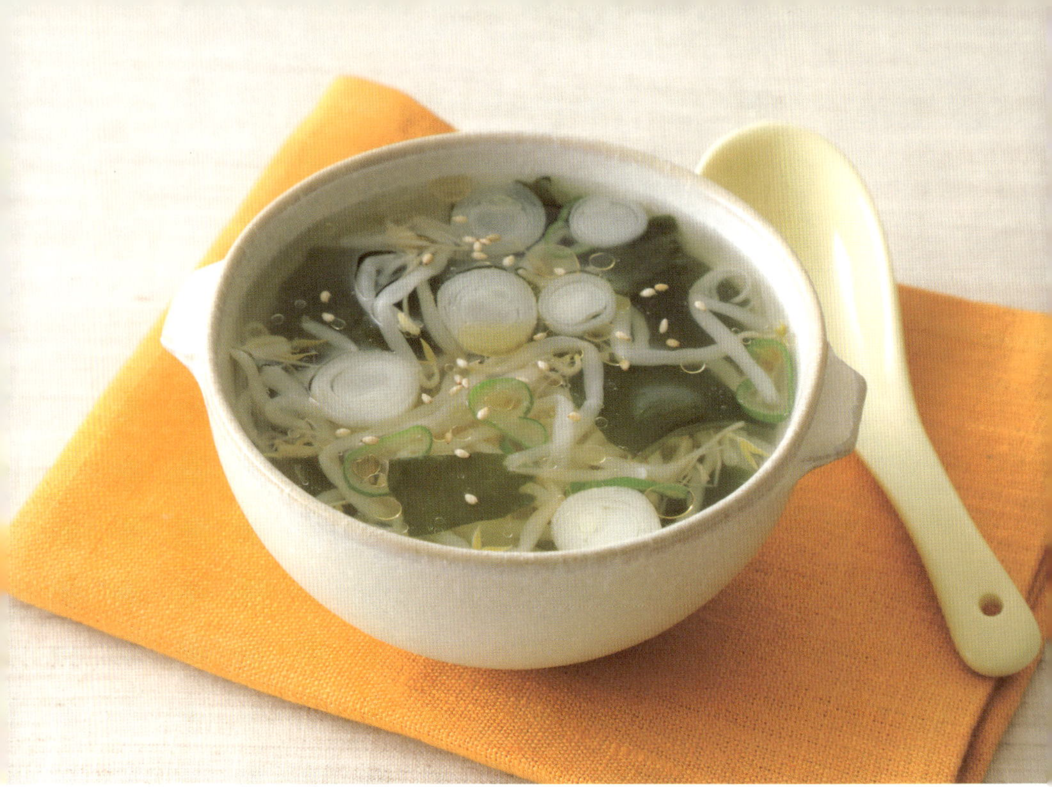

疲労回復　ダイエット　便秘　血糖値

わかめともやしが
コレステロールを排出

ヘルシーわかめスープ

材料（2人分）

もやしレモン…100g
わかめ（乾）…2g
長ねぎ…1/4本（25g）
白ごま…小さじ1

A［水…400ml
　 鶏ガラスープの素…小さじ1

B［しょうゆ…小さじ1
　 ごま油…小さじ1

作り方

1 長ねぎを輪切りにする。

2 鍋にAとわかめ、長ねぎ、白ごまを入れて中火にかけ、わかめがもどってきたら、Bを入れて味を調え、もやしレモンを加えて火を止める。

3 器に盛り付け、白ごまをかける。

栄養point

- わかめは水溶性食物繊維が豊富。余分なコレステロールを排出する働きがあります。
- もやしに含まれるアスパラギン酸にもコレステロール低下を助ける効果が期待できます。

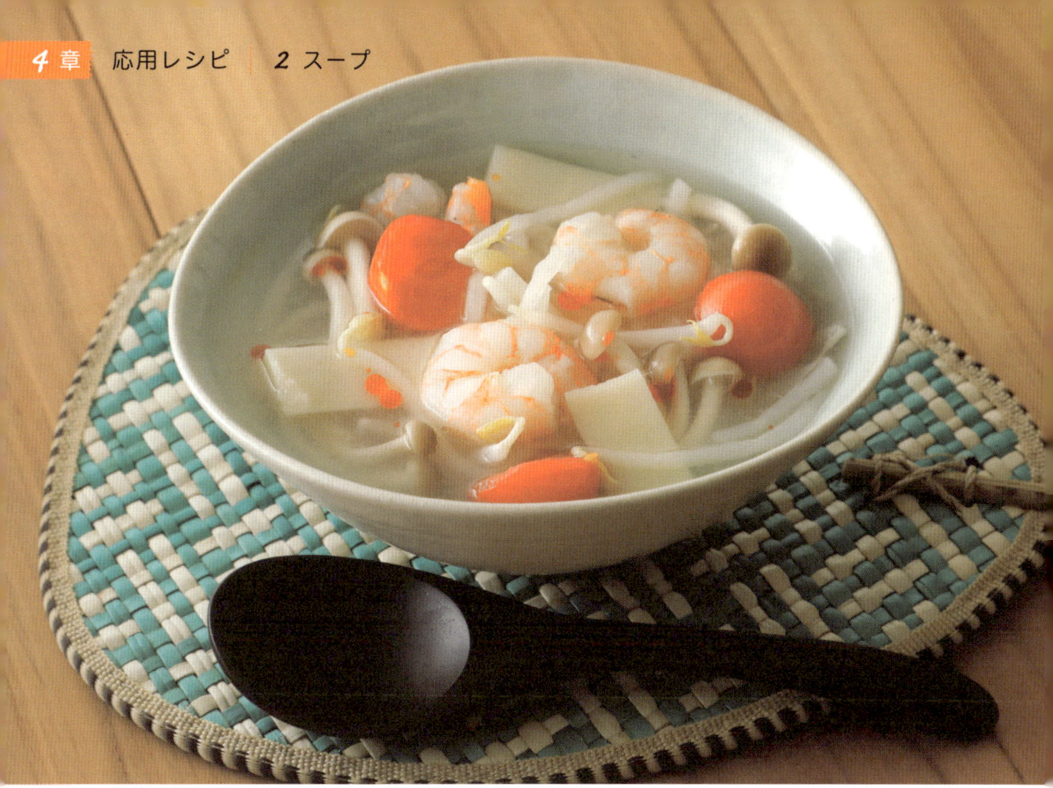

市販のトムヤンクンスープの素を
使わなくても手軽に作れる

アンチエイジング　血液サラサラ　美肌　ダイエット

えびのトムヤンクン風スープ

材料（2人分）

もやしレモン…100g
むきえび…100g
しめじ…1/2パック（50g）
ミニトマト…4個（60g）
たけのこ…40g
水…400ml

A
- 鶏ガラスープの素…小さじ1/2
- ナンプラー…小さじ1
- ごま油…小さじ1/2
- ラー油…適量

作り方

1 しめじを手でほぐす。たけのこを短冊切りにする。ミニトマトを半分に切る。

2 鍋に水を入れて中火にかけ、むきえび、しめじ、たけのこを入れる。

3 火が通ってきたら**A**を入れて味を調え、もやしレモン、ミニトマトを加えて、温まったら火を止める。

調理 point

- もやしレモンの栄養をしっかりと摂取するために、鍋に入れたら加熱しすぎないように。

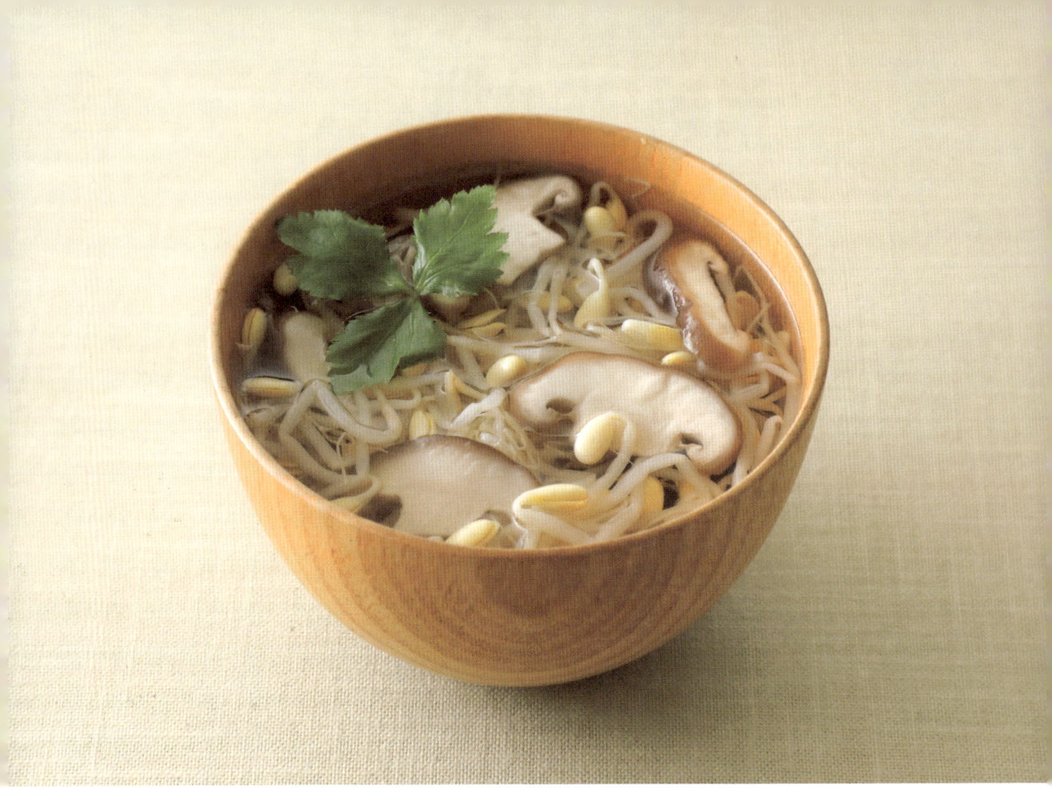

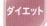

旨味食材のきのこや
レモンの酸味で減塩効果アップ

疲労回復　食欲増進　ダイエット　血糖値

しいたけの減塩おすまし

材料（2人分）

もやしレモン…100g
※写真は大豆もやしを使用。
しいたけ…2枚（40g）
三つ葉…2本
だし汁…400ml
薄口しょうゆ…大さじ1/2

作り方

1 しいたけを薄切りにする。三つ葉をざく切りにする。

2 鍋にだし汁としいたけを入れて火にかけ、しいたけに火が通ったら薄口しょうゆ、もやしレモンを加え、温まったら火を止める。

3 器に盛り付け、三つ葉を飾る。

栄養 point

- 減塩を考えている時には、旨味のあるだし汁にきのこなど、旨味のある食材が加わると◎。レモンの酸味にも減塩効果が期待できます。
- シンプルな食材でたんぱく質が不足しがちなメニューには、大豆もやしを使うのがおすすめ。

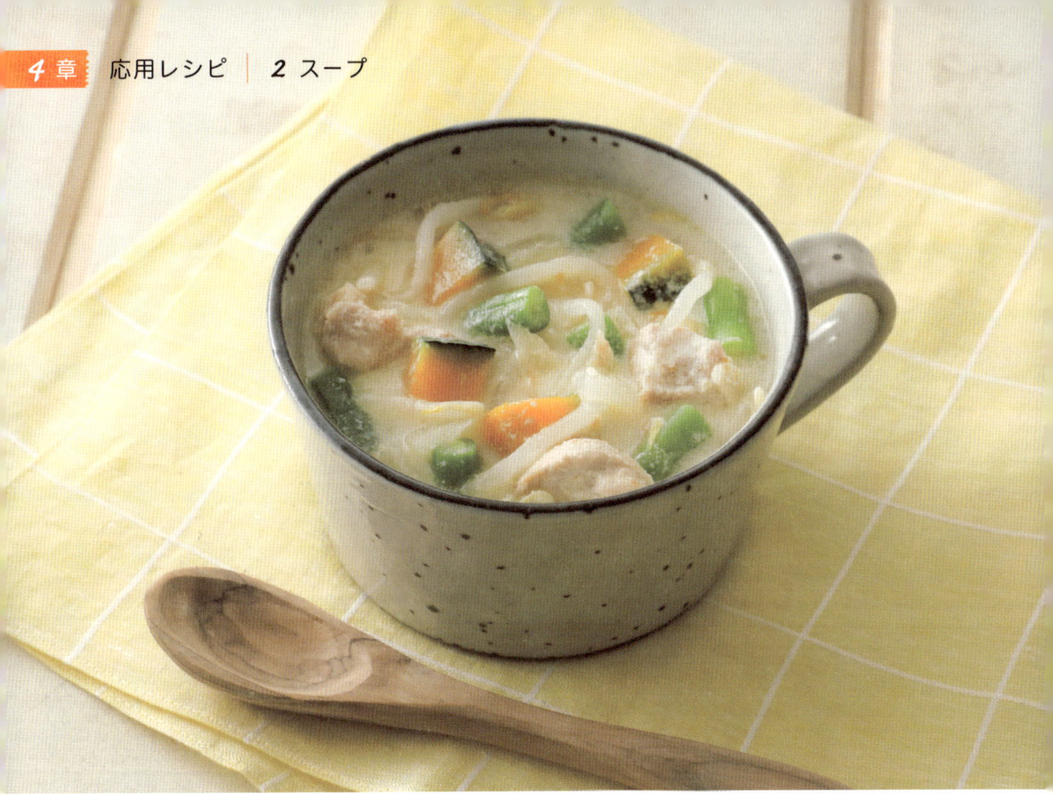

ビタミンCと一緒にとることで
鶏肉のコラーゲン吸収率アップ！

アンチエイジング　疲労回復　美肌　便秘

豆乳とチキンのコラーゲンスープ

材料（2人分）

もやしレモン…100g
鶏肉…1/3枚（100g）
かぼちゃ…80g
玉ねぎ…1/4個（50g）
いんげん…4本（30g）
バター…10g

A
- 水…200ml
- コンソメ…小さじ1/2

B
- 味噌…小さじ1
- 豆乳…100ml
- 塩・こしょう…少々

作り方

1. 鶏肉、かぼちゃ、玉ねぎを1cm角に切る。いんげんは約1cmの長さに切り、塩ゆでする
2. 鍋にバターを入れて火にかけ、鶏肉、玉ねぎ、かぼちゃの順に加えて炒め、全体に油が回ったら**A**を加える。
3. 3～5分くらい煮て全体に火が通ったら、混ぜ合わせておいた**B**を加えて味を調え、最後にもやしレモンを加えて温まったら火を止める。
4. 器に盛り付け、いんげんを添える。

栄養point

- コラーゲンたっぷりの鶏肉は、ビタミンCと一緒にとることで吸収率をUPすることができます。
- かぼちゃはビタミンA、C、Eが豊富なアンチエイジングに欠かせない野菜。季節の野菜を加えてアレンジしても。

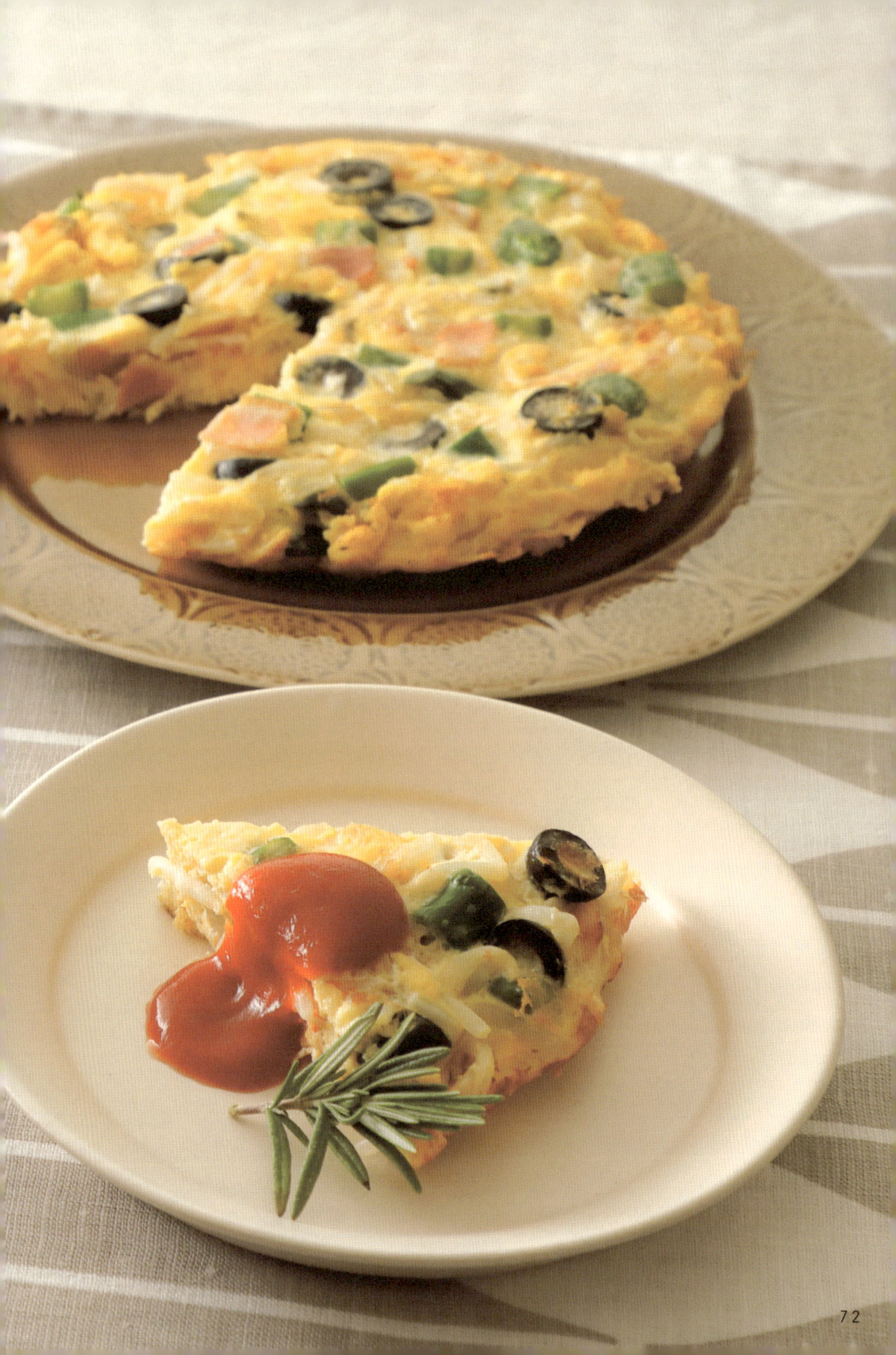

3 EGG & TOFU
卵・豆腐料理

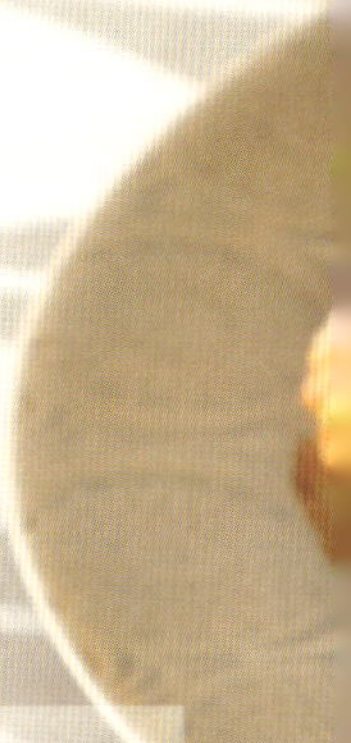

アスパラともやしのアスパラギン酸で
疲労回復&免疫力アップ！

アンチエイジング　疲労回復　美肌　血糖値

もやしレモンのスペイン風オムレツ

材料（2人分）

もやしレモン…100g
アスパラガス…2本（40g）
ベーコン…1枚（20g）
A
- 卵…4個
- ブラックオリーブ…10個（20g）
- ピザ用チーズ…20g
- 塩・こしょう…少々

オリーブオイル…大さじ1
ケチャップ…適量

作り方

1 もやしレモンを粗刻みにする。アスパラガスは約2cmの長さに切る。ベーコンを1cm角に切る。ブラックオリーブを輪切りにする。

2 ボウルにAを入れて混ぜ合わせる。

3 フライパンにオリーブオイルの半量（大さじ$\frac{1}{2}$）を入れて中火にかけ、ベーコン、アスパラを炒め、全体に火が通ってきたら2のボウルに加える。1のもやしレモンも入れて混ぜる。

4 フライパンに残りのオリーブオイルを加えて強火にし、3を流し入れて菜ばしでかき混ぜながら、半熟になるまで炒め、蓋をして弱火で8～10分焼く。

5 器に盛り付けて適当な大きさに切り分け、お好みでケチャップをつけていただく。

栄養point

- アスパラガスのβ-カロテン、ビタミンC、オリーブのビタミンEなど、アンチエイジングに効果的なビタミンがたっぷり。

調理point

- 4では焦げないように、ごく弱火～弱火で加熱。蓋をすれば火が通りますが、火の通りが悪かったら裏返してもOK。

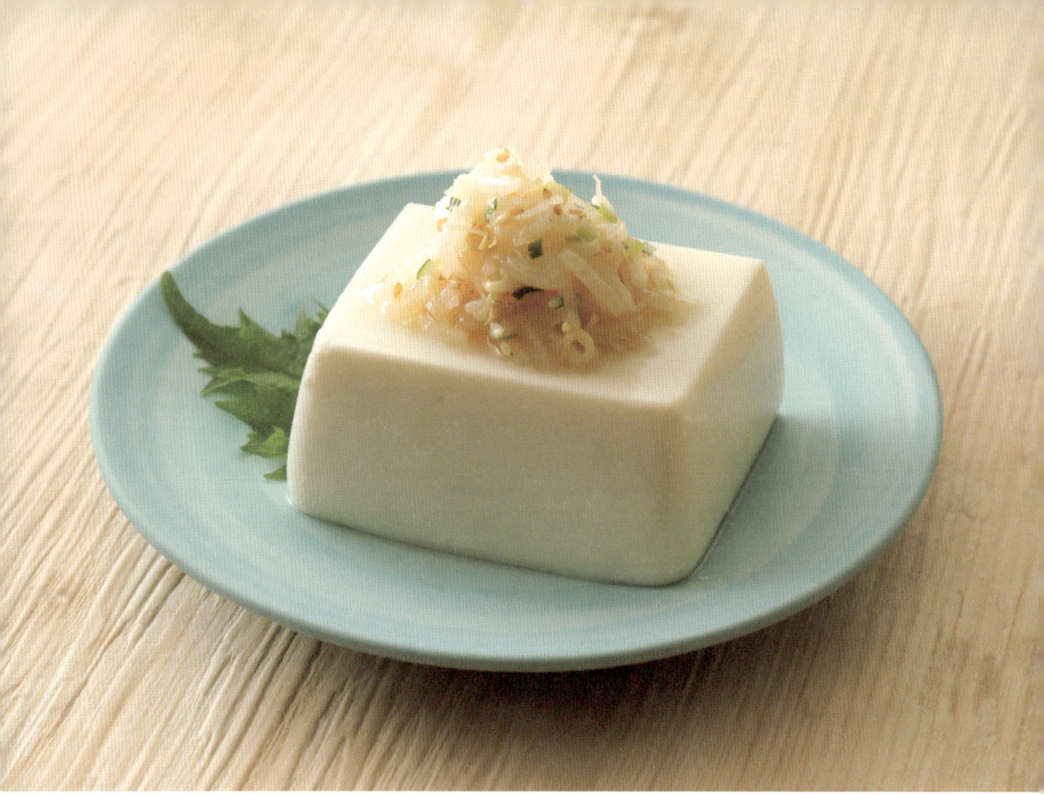

ねぎに含まれるアリシンが
血行を促進

アンチエイジング　美肌　ダイエット　血糖値

ねぎ塩うまダレ冷奴

材料（2人分）

絹ごし豆腐…1丁

A
- もやしレモン…100g
- 長ねぎ…1/4本（25g）
- 白ごま…小さじ1
- もやしレモンの汁…大さじ2
- 塩…小さじ1/4
- ごま油…大さじ1

大葉…2枚

作り方

1 もやしレモンを粗刻みにする。長ねぎをみじん切りにする。

2 ボウルにAを入れて和える。

3 器に大葉と絹ごし豆腐を盛り付け、2をかける。

栄養point

- ねぎに含まれるアリシンは血流を良くする働きがあります。

調理point

- ねぎ塩もやしレモンタレは焼き肉やお刺身など様々な料理にアレンジ可能。

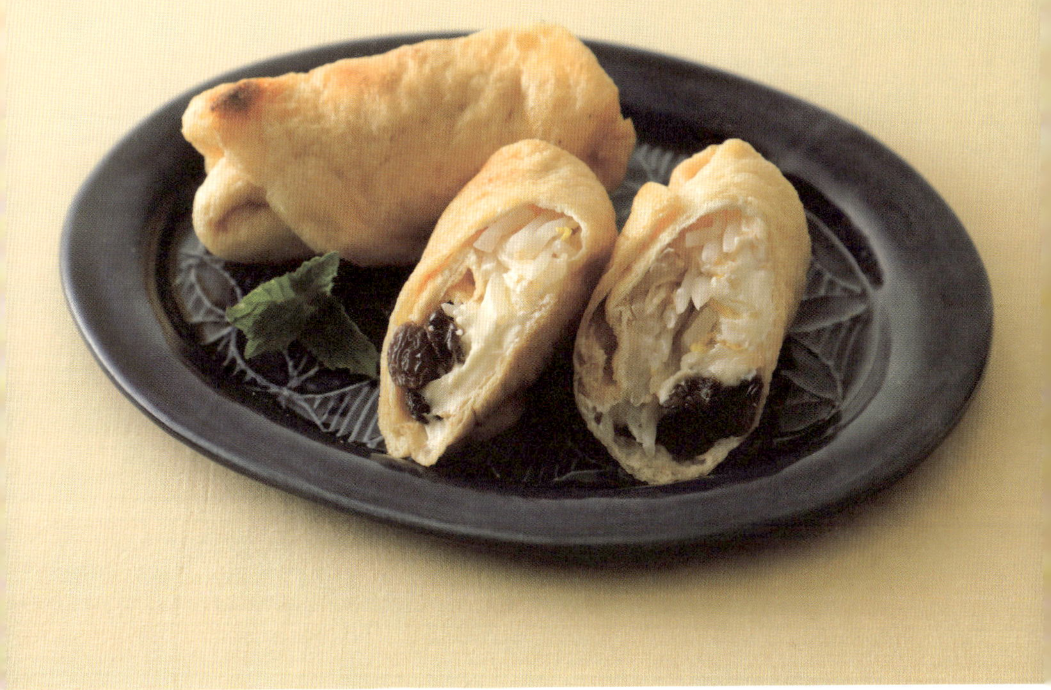

レモン+クリームチーズ+レーズンの
意外な組み合わせが相性抜群！

美肌 骨強化 便秘 血糖値

クリームチーズの油揚げ巻き

材料（2人分）

もやしレモン…100g
油揚げ…4枚
クリームチーズ…80g（20g×4）
レーズン…40g（10g×4）
ミント…適量（あれば）

作り方

1 油揚げを包丁で開く。クリームチーズは棒状に切る。

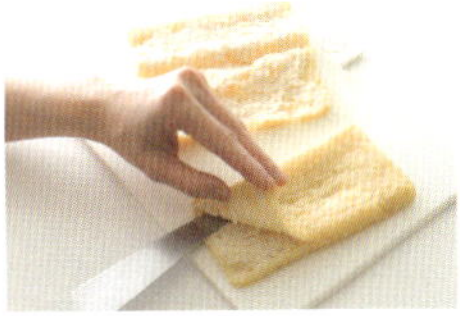

2 開いた油揚げに、もやしレモン、クリームチーズ、レーズンをのせて巻く。巻き終わりを楊枝でとめる。これを4本作る。

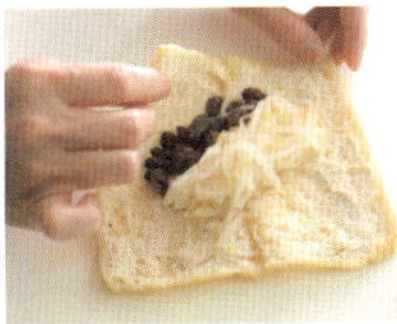

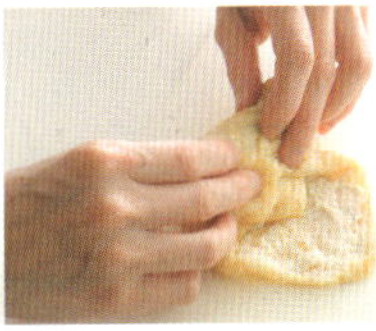

3 オーブントースターで片面2～3分ずつ焼き、器に盛りつけ、ミントを飾る。

調理 point

● 油揚げ以外に餃子の皮や春巻きの皮で代用してもOK。

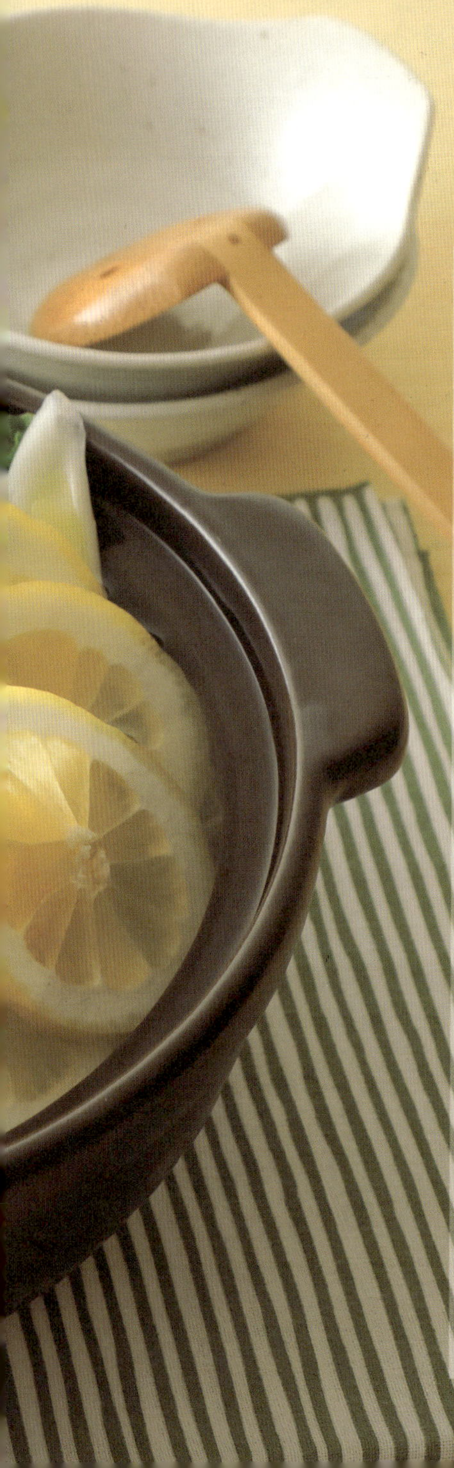

冬の定番、湯豆腐を
もやしレモンでボリュームアップ

もやしレモンのさっぱり湯豆腐

血液サラサラ　美肌　ダイエット　血糖値

材料（2人分）

もやしレモン…100g
絹ごし豆腐…1丁
白菜…1枚（100g）
長ねぎ…1本（100g）
しいたけ…2枚（40g）
レモン…$1/2$個（50g）
A［水…600ml
　 白だし…大さじ2
ポン酢…適量

作り方

1 絹ごし豆腐を一口大に切る。白菜をざく切りに、長ねぎを斜め切りにする。しいたけに飾り包丁を入れ、レモンを薄めの輪切りにする。

2 鍋にAを入れて中火にかけ、1ともやしレモンを入れ、温まってきたら火を止める。

3 器に取り分け、お好みでポン酢をかけていただく。

栄養point

● 様々な食材のうまみに加え、レモンを加えることで減塩効果アップ。

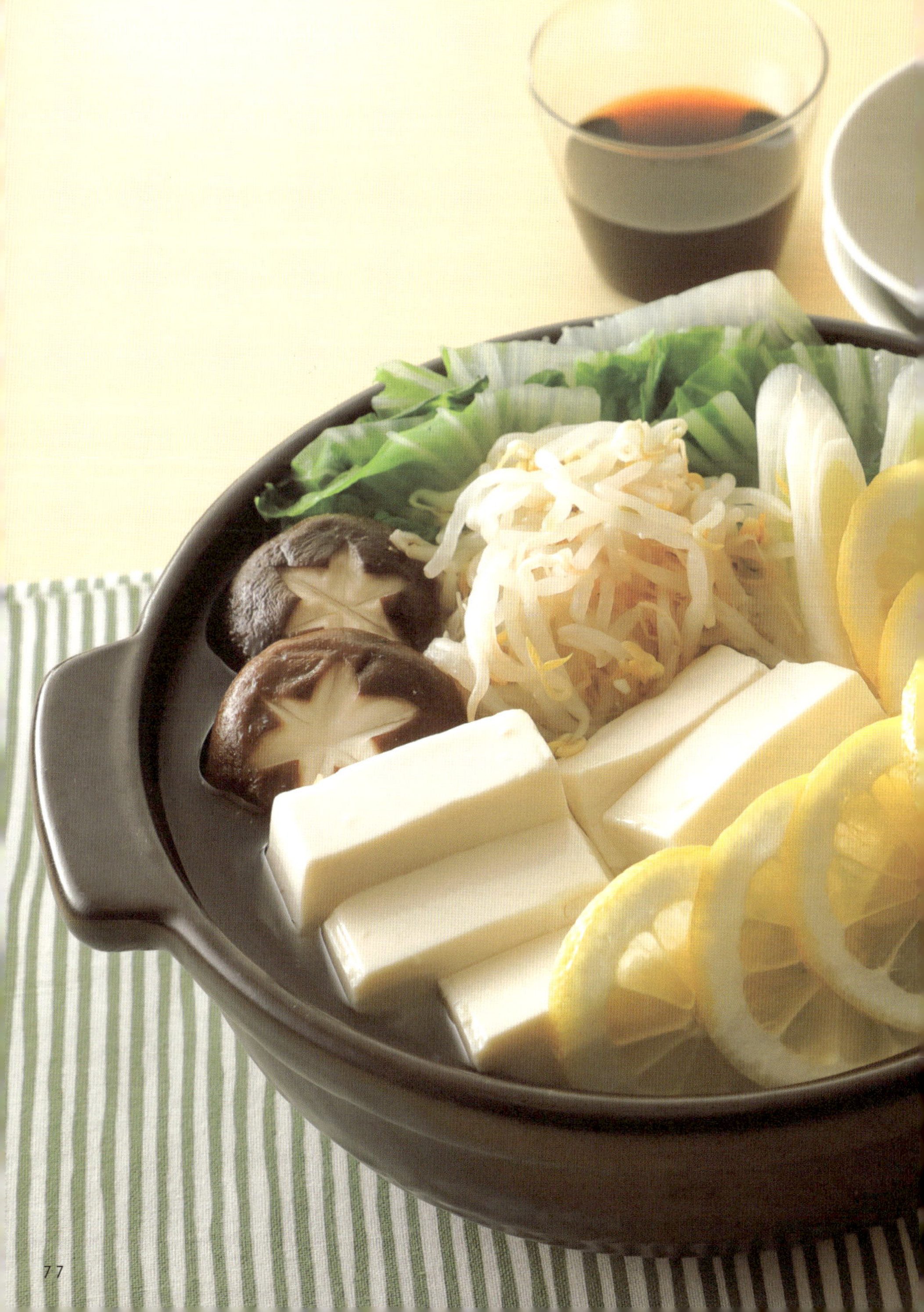

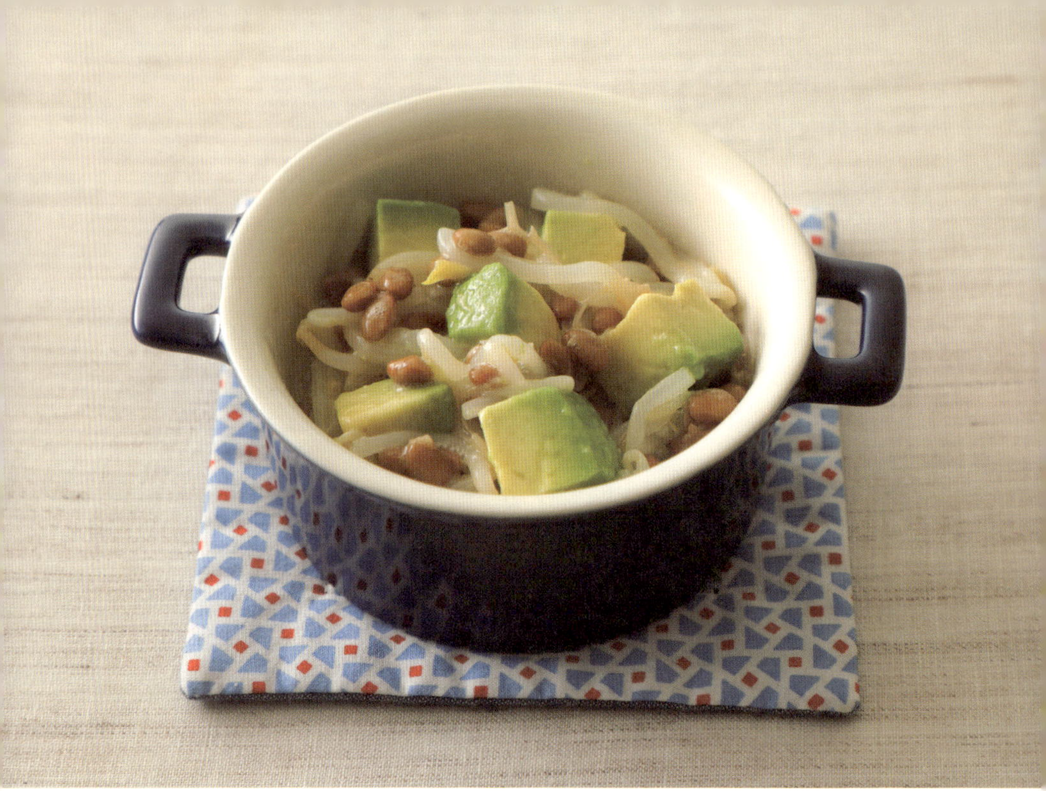

食物繊維たっぷりで
おなかスッキリ！

アンチエイジング　血液サラサラ　美肌　便秘

納豆とアボカドの和え物

材料（2人分）

もやしレモン…100g
納豆…1パック
アボカド…1/2個（75g）

A
- はちみつ…小さじ1/2
- 塩…小さじ1/4
- 黒こしょう…少々
- もやしレモンの汁…大さじ1
- オリーブオイル…大さじ1/2

作り方

1 アボカドを角切りにする。
2 ボウルにAを入れて混ぜ合わせ、もやしレモン、納豆、アボカドを加えて和える。

栄養 point

- 納豆、アボカド、もやし共に食物繊維がたっぷり。
- 発酵食品の納豆は食物繊維と一緒にとることでお腹の調子を整えます。

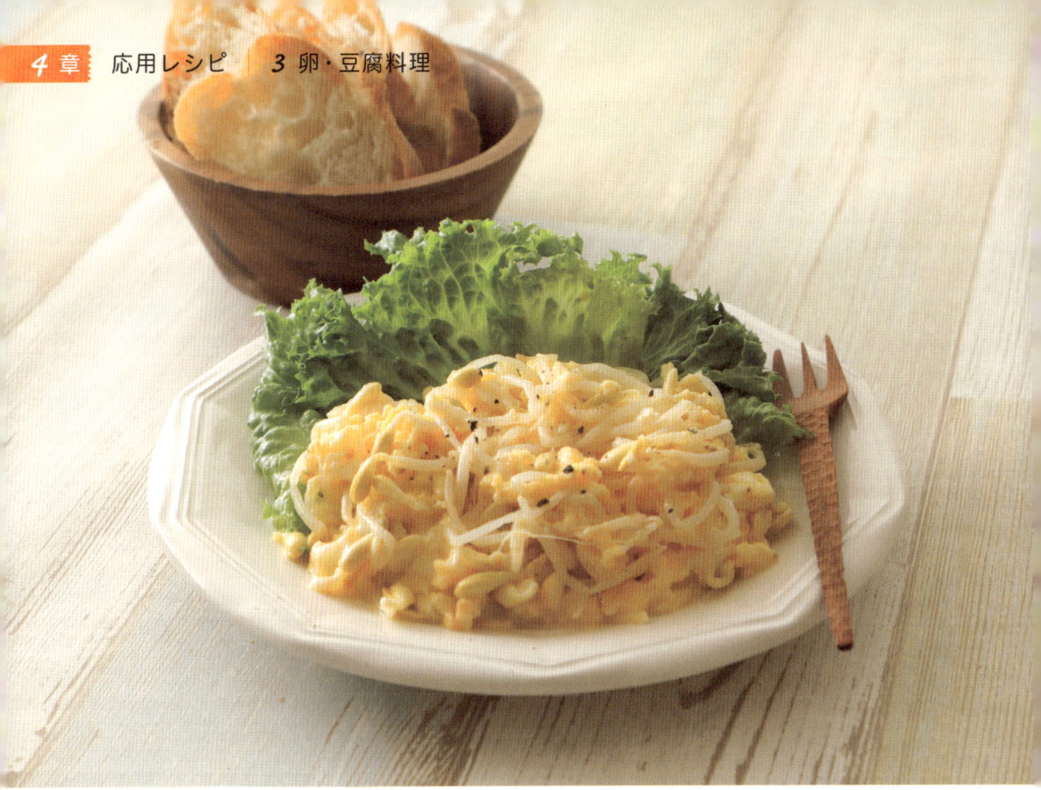

簡単で栄養満点！
朝食にもぴったり

アンチエイジング　美肌　骨強化　便秘

チーズスクランブルエッグ

材料（2人分）

もやしレモン…100g
※写真は大豆もやしを使用

A
- 卵…3個
- 豆乳…大さじ2
- ピザ用チーズ…30g
- 塩・黒こしょう…少々

オリーブオイル…大さじ1
グリーンリーフ…40g

作り方

1 ボウルにAを入れて混ぜ合わせる。
2 フライパンにオリーブオイルを入れて強火にかけ、フライパンが温まったら1を入れて菜ばしでかき混ぜながら炒める。半熟になったら、もやしレモンを入れて混ぜ合わせ、火を止める。
3 お皿に手でちぎったグリーンリーフを盛り付け、2をのせる。

栄養point

- チーズのカルシウムはレモンのクエン酸と一緒にとることで吸収率がアップ。
- 卵は食物繊維とビタミンC以外全ての栄養素を含むので、もやしレモンと合わせることで栄養も完璧！

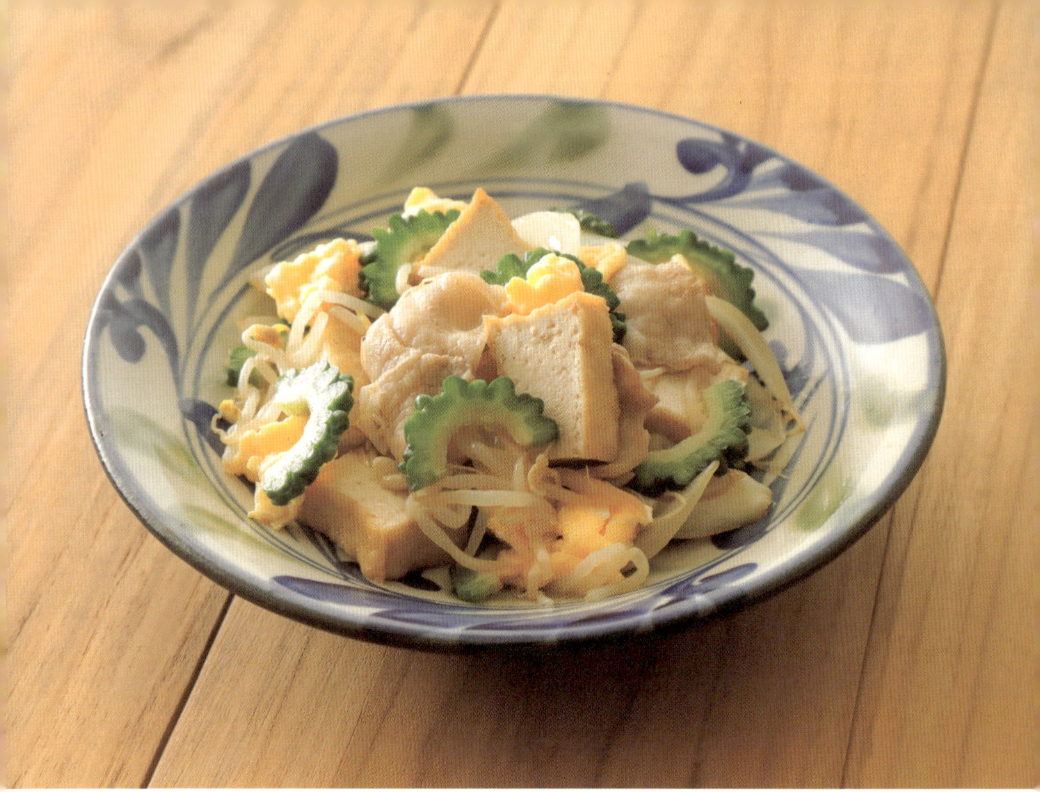

卵、厚揚げ、豚肉で
たんぱく質をしっかり摂取

疲労回復　美肌　便秘　血糖値

厚揚げのチャンプルー

材料（2人分）

もやしレモン…100g
厚揚げ…1枚
豚薄切り肉…80g
卵…1個
ゴーヤ…1/4本（50g）
玉ねぎ…1/4個（50g）
ごま油…大さじ1/2
A ┌ オイスターソース・しょうゆ
　│ …各小さじ1
　└ 黒こしょう…少々

作り方

1 厚揚げを縦半分に切り、薄切りにする。豚肉を一口大に切る。ゴーヤ、玉ねぎを薄切りにする。

2 フライパンにごま油を入れて中火にかけ、豚肉、玉ねぎ、厚揚げ、ゴーヤの順に炒める。

3 Aを加えて味を調え、溶いた卵を入れて半熟になったら、もやしレモンを加えてさっと炒める。

栄養 point

● ゴーヤの苦み成分には、胃腸の調子を整え、血糖値や血圧を調整する働きも。

調理 point

● ゴーヤはもやしレモン同様、加熱しすぎないように気をつけましょう。

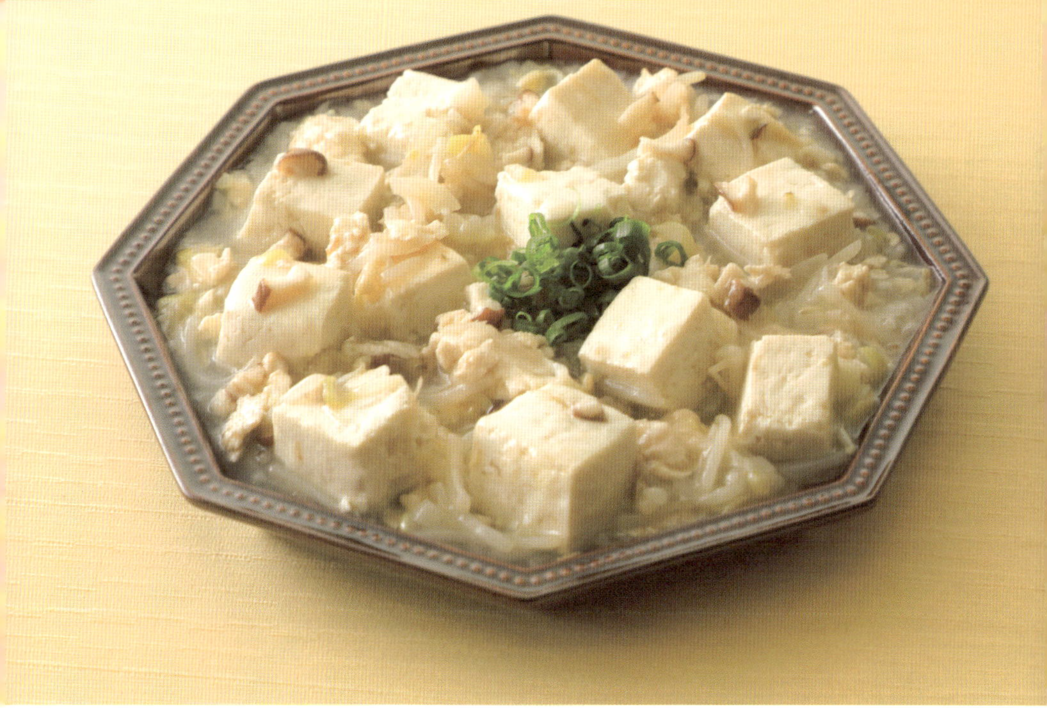

豆板醤の代わりに柚子こしょうを
使ったさっぱりマーボー

血液サラサラ　食欲増進　美肌　血糖値

白い和風マーボー豆腐

材料（2人分）

もやしレモン…100g
木綿豆腐…1丁（300g）
鶏ひき肉…100g
長ねぎ…1/2本（50g）
しいたけ…2枚（40g）
小ねぎ…2本（10g）
ごま油…大さじ1/2
A［だし汁…200ml
　柚子こしょう…小さじ1/2
　塩…小さじ1/4］
水溶き片栗粉：適量

作り方

1 もやしレモンをざく切りにする。木綿豆腐を2cm角に切る。長ねぎ、しいたけを粗みじん切りにする。小ねぎを小口切りにする。

2 フライパンにごま油を入れて中火にかけ、鶏ひき肉を炒める。火が通ってきたら、長ねぎ、しいたけを加えて炒める。

3 2に木綿豆腐、Aを加えて煮立ったら、もやしレモン、水溶き片栗粉の順に加えてとろみがつくまで加熱する。

4 器に盛り付け、小ねぎをかける。

栄養 point

- 豆板醤ではなく柚子こしょうで辛味をつけた、もやしレモンに合うさっぱり麻婆豆腐。
- 豆腐には、女性に嬉しいイソフラボンが豊富に含まれています。

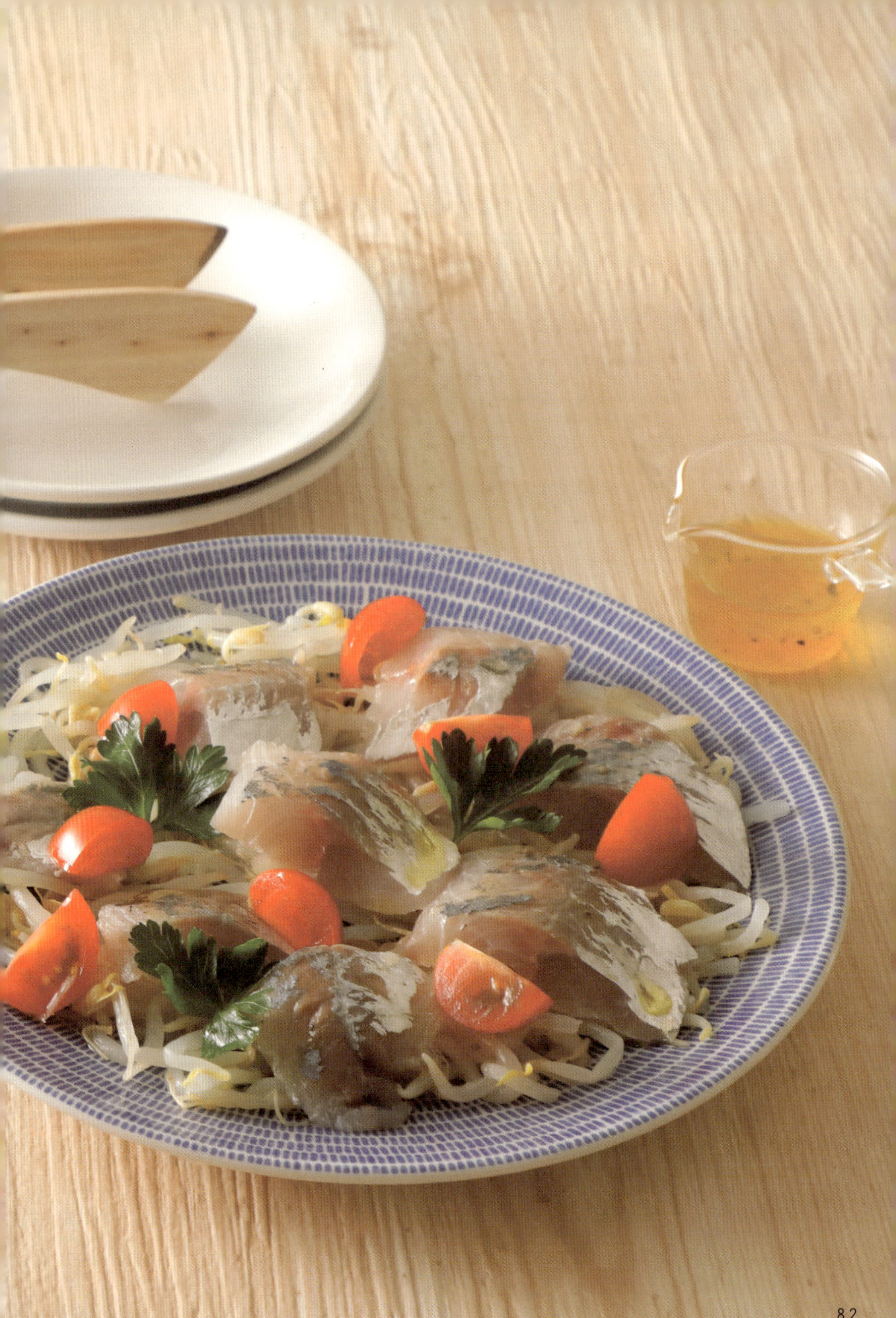

4 FISH 魚料理

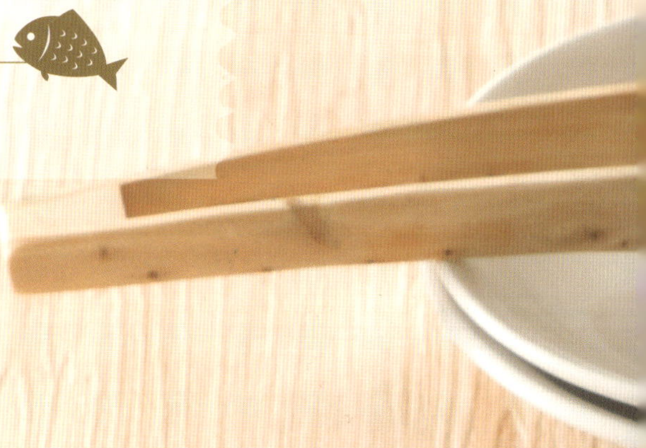

青魚のDHAとEPAで
血液サラサラに！

アンチエイジング　血液サラサラ　食欲増進　美肌

鯵のカルパッチョ

材料（2人分）

もやしレモン…100g
鯵（刺身用・三枚おろし）…2尾
ミニトマト…4個

A
- 塩…小さじ1/4
- 砂糖…小さじ1
- レモン汁…大さじ1
- 黒こしょう…少々
- オリーブオイル…大さじ1

イタリアンパセリ…適量

作り方

1 鯵をそぎ切りにする。ミニトマトを縦4等分に切る。

2 ボウルにAを加えて混ぜ合わせる。

3 皿にもやしレモン、鯵、ミニトマトの順に盛り付け、2をかけ、イタリアンパセリを添える。

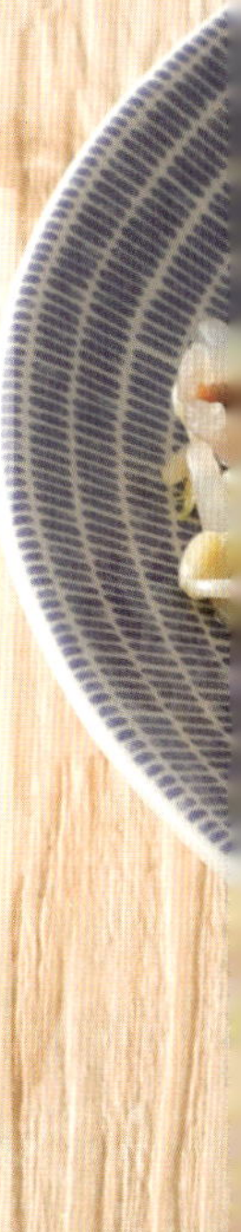

栄養point

- 鯵など青魚に含まれるDHAやEPAは血液をサラサラにする働きがあります。
- もやしには、コレステロール低下などに役立つアスパラギン酸も含みます。

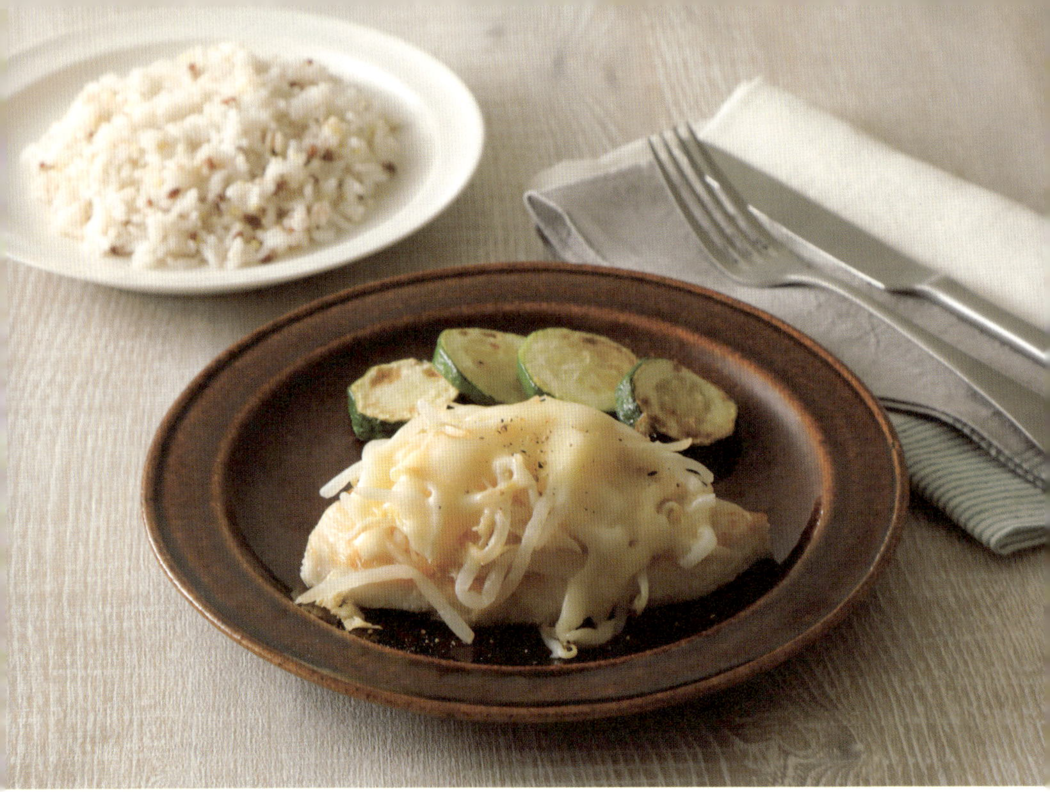

レモンのクエン酸が
カルシウムの吸収率をアップ

血液サラサラ　美肌　骨強化　便秘

カジキマグロのチーズ焼き

材料（2人分）

もやしレモン…100g
カジキマグロ…2切れ
ズッキーニ…1/2本
ピザ用チーズ…30g
塩・こしょう…少々
小麦粉…大さじ1/2
オリーブオイル…大さじ1
黒こしょう…適量

作り方

1 ズッキーニを1cmの厚さの輪切りにする。

2 カジキマグロに塩こしょうをし、小麦粉をまんべんなくつける。フライパンにオリーブオイルを入れて中火にかけ、カジキマグロとズッキーニを入れ、2～3分焼く。

3 裏返して、カジキマグロの上にもやしレモン、ピザ用チーズと黒こしょうをのせて蓋をしてさらに2～3分焼く。

4 ピザ用チーズが溶けて全体に火が通ったら、ズッキーニに塩（分量外）を軽くふり、器に盛り付ける。

栄養 point

- チーズのカルシウムはレモンのクエン酸と一緒にとることで吸収率がアップ。
- 魚メニューももやしレモンを加えることでボリュームアップ。

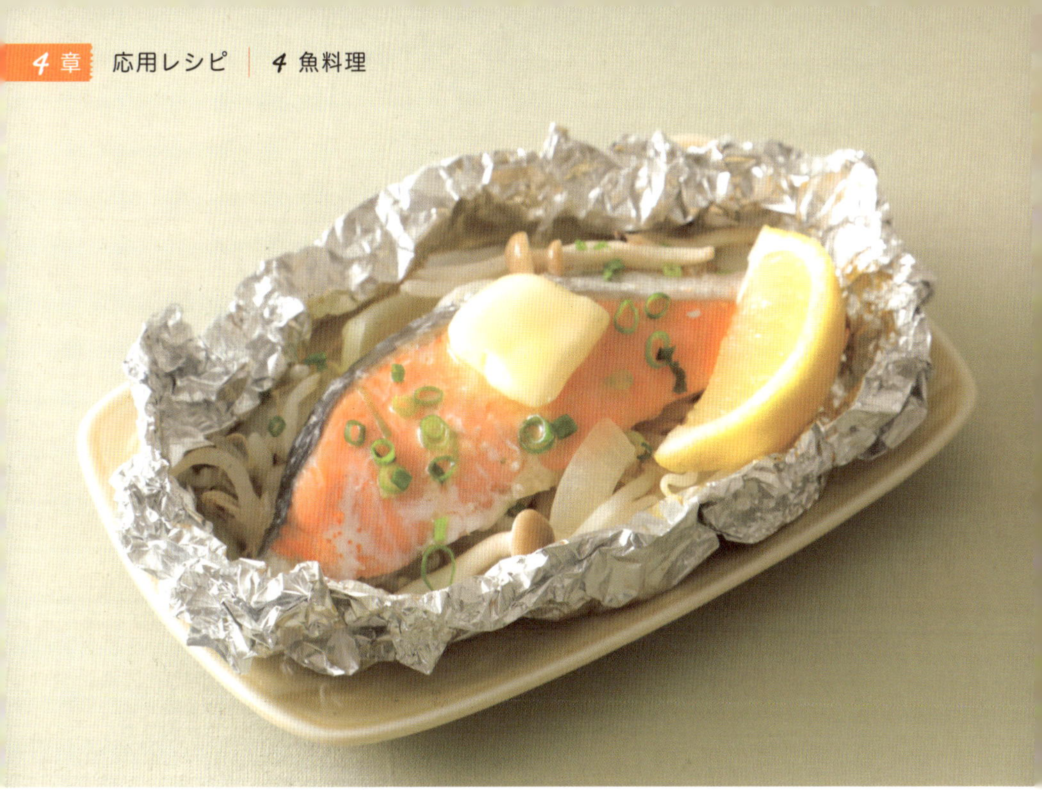

おなじみのホイル焼きが
もやしレモンでさわやかに

血液サラサラ　美肌　便秘　血糖値

鮭ともやしレモンのホイル焼き

材料（2人分）

もやしレモン…100g
鮭…2切れ
玉ねぎ…1/2個（100g）
えのきだけ…1/2パック（50g）
しめじ…1/2パック（50g）
小ねぎ…1本（10g）
塩・こしょう…少々
バター…20g
レモン…1/4個

作り方

1 玉ねぎを薄切りにする。えのきだけは長さを半分にして手でほぐし、しめじも手でほぐす。小ねぎを小口切りに、レモンをくし型切りにする。

2 ホイルを30cmくらいの長さに切って2枚用意し、1ともやしレモンのそれぞれ1/2量を入れて上に鮭をのせる。塩・こしょうをしてバターをのせてホイルを閉じる。

3 オーブントースターで10～15分焼き、中まで火が通ったら小ねぎを散らす。

調理 point

- もやしレモンと一緒に蒸し焼きにすることで魚臭さもなし。
- オーブントースターではなく、魚焼きグリルやオーブン、フライパンに蓋をして蒸し焼きにするなどの調理方法でも◎。

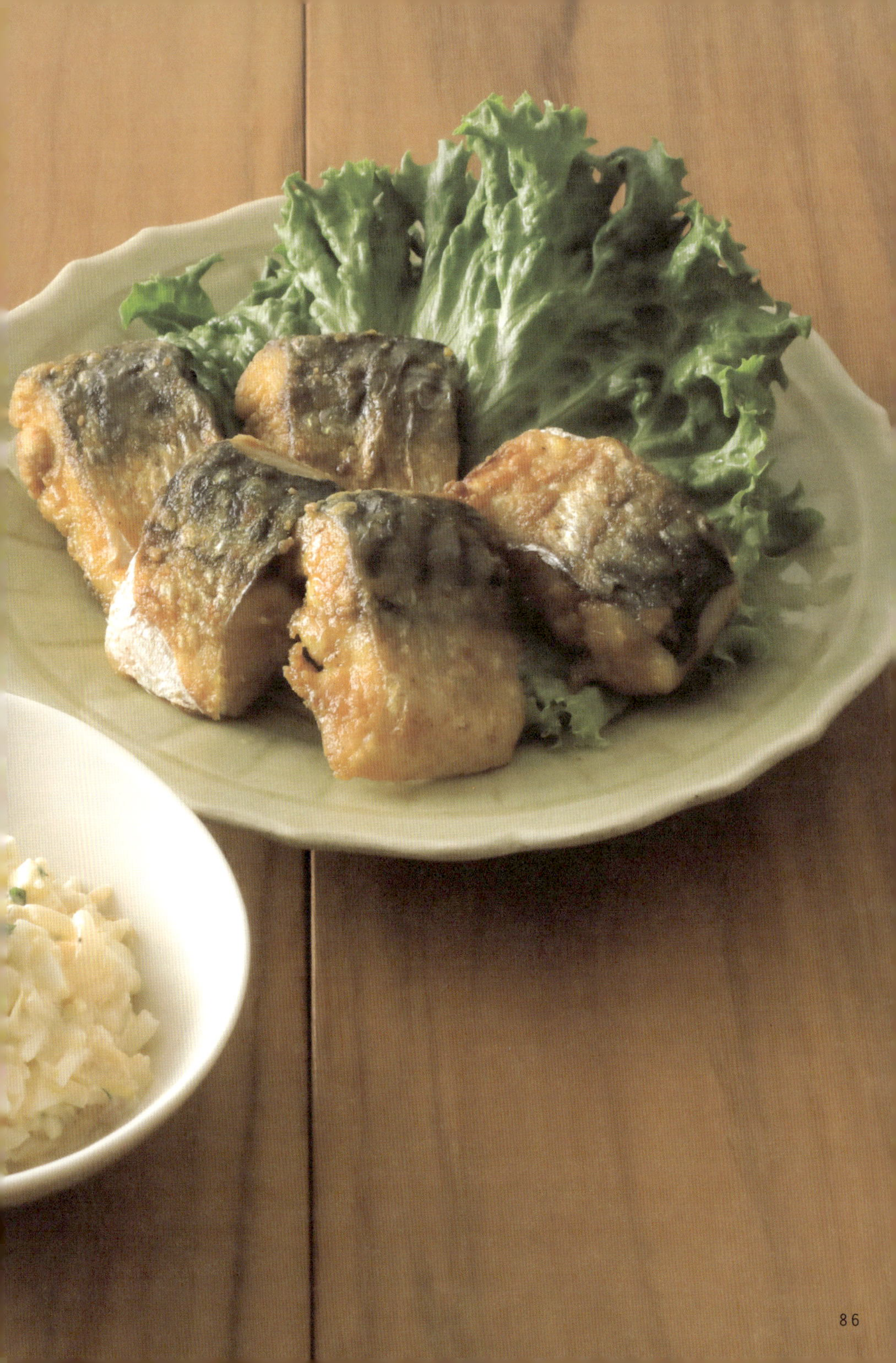

こってりしたタルタルソースが
もやしレモンで爽やかに変身！

塩さばのカレー揚げ タルタルソース

アンチエイジング　血液サラサラ　美肌　血糖値

材料（2人分）

塩さば：2枚

A［カレー粉…小さじ1/2
　 片栗粉…大さじ1

オリーブオイル…大さじ2

グリーンリーフ…4枚

［タルタルソース］

もやしレモン…100g

ゆでたまご…1個

玉ねぎ…1/8個（25g）

マヨネーズ…大さじ2

塩・こしょう…少々

パセリ（刻み）…適量

作り方

1 塩さばを一口大に切り、Aをまんべんなくつける。

2 フライパンにオリーブオイルを入れて中火にかけ、1を片面3～4分ずつ揚げ焼きにする。

3 グリーンリーフを敷いたお皿に盛り付ける。

4 もやしレモンの水分を良く絞り、小さめのざく切りにする。ゆでたまご、玉ねぎをみじん切りにする。

5 タルタルソースの材料をボウルに入れて混ぜ合わせ、2に添える

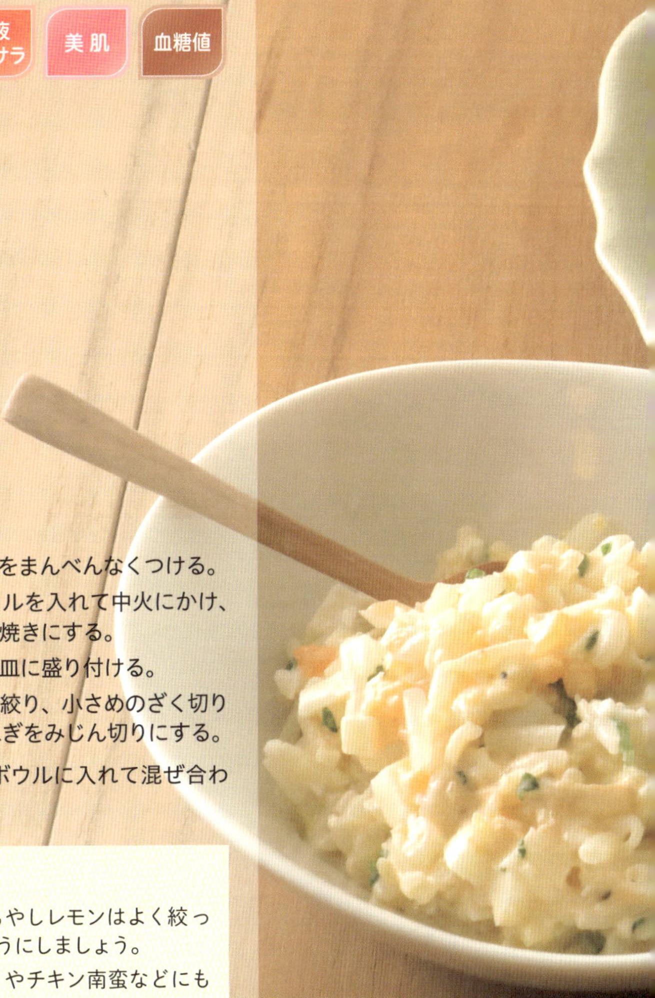

調理 point

- タルタルソースに入れるもやしレモンはよく絞って。食べる直前に和えるようにしましょう。
- タルタルソースは、フライやチキン南蛮などにも合います。

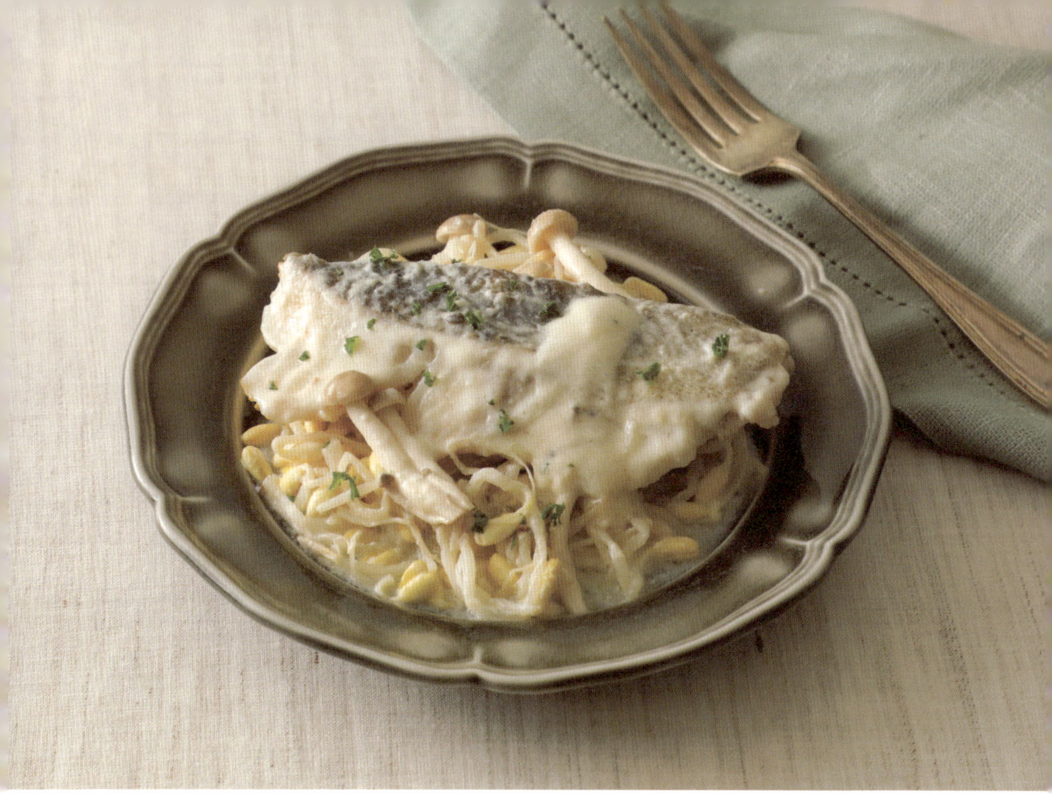

牛乳の代わりに豆乳を使った
ヘルシーなクリームソース

アンチエイジング　美肌　便秘　血糖値

鱈ときのこのクリーム煮

材料（2人分）

もやしレモン…100g
※写真は大豆もやしを使用。
鱈…2切れ
しめじ…½パック（50g）
バター…10g
塩・こしょう：少々
小麦粉…大さじ½
A ┌ 豆乳…100ml
　│ 白だし…小さじ1
　└ 塩・こしょう…少々
パセリ（刻み）…適量

作り方

1 しめじを手でほぐす。
2 鱈に塩こしょうをし、小麦粉をまんべんなくつける。フライパンにバターを入れて中火にかけ、鱈を入れて2～3分焼く。
3 裏返してしめじを入れて、さらに2～3分焼く。全体に火が通ってきたら、Aを入れて沸騰しない程度に温め、最後にもやしレモンを加える。
4 器に盛り付け、パセリを散らす。

調理 point

- 牛乳はレモンと合わせると分離するため、今回のソースには適しません。
- もやしレモンの栄養を失わないようにするため、最後に加えて加熱も短めに。

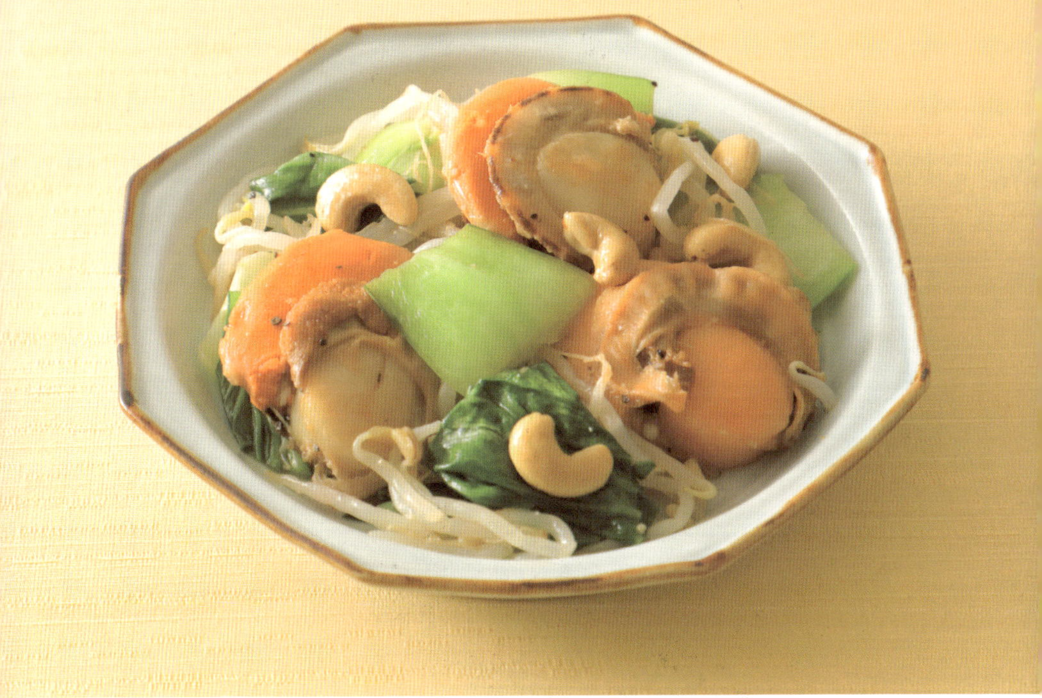

チンゲン菜のβ-カロテンは
美肌＆アンチエイジング効果大

アンチエイジング　血液サラサラ　美肌　血糖値

ホタテとチンゲン菜のカシューナッツ炒め

材料（2人分）

もやしレモン…100g
ホタテ…6個（300g）
チンゲン菜…1本（100g）
カシューナッツ…30g
ごま油…大さじ1/2
A［オイスターソース…大さじ1/2
　 塩・こしょう…少々

作り方

1 チンゲン菜をざく切りにする。

2 フライパンにごま油を入れて中火にかけ、ホタテを炒め、火が通ってきたらチンゲン菜、カシューナッツを加える。

3 Aを加えて味を調え、もやしレモンを入れて軽く炒め合わせる。

栄養 point

- ホタテやカシューナッツには鉄分が豊富。もやしレモンのビタミンCと一緒にとることで吸収率をUPしてくれます。
- チンゲン菜のβ-カロテンは美肌のほかに免疫力UPの効果も期待できます。

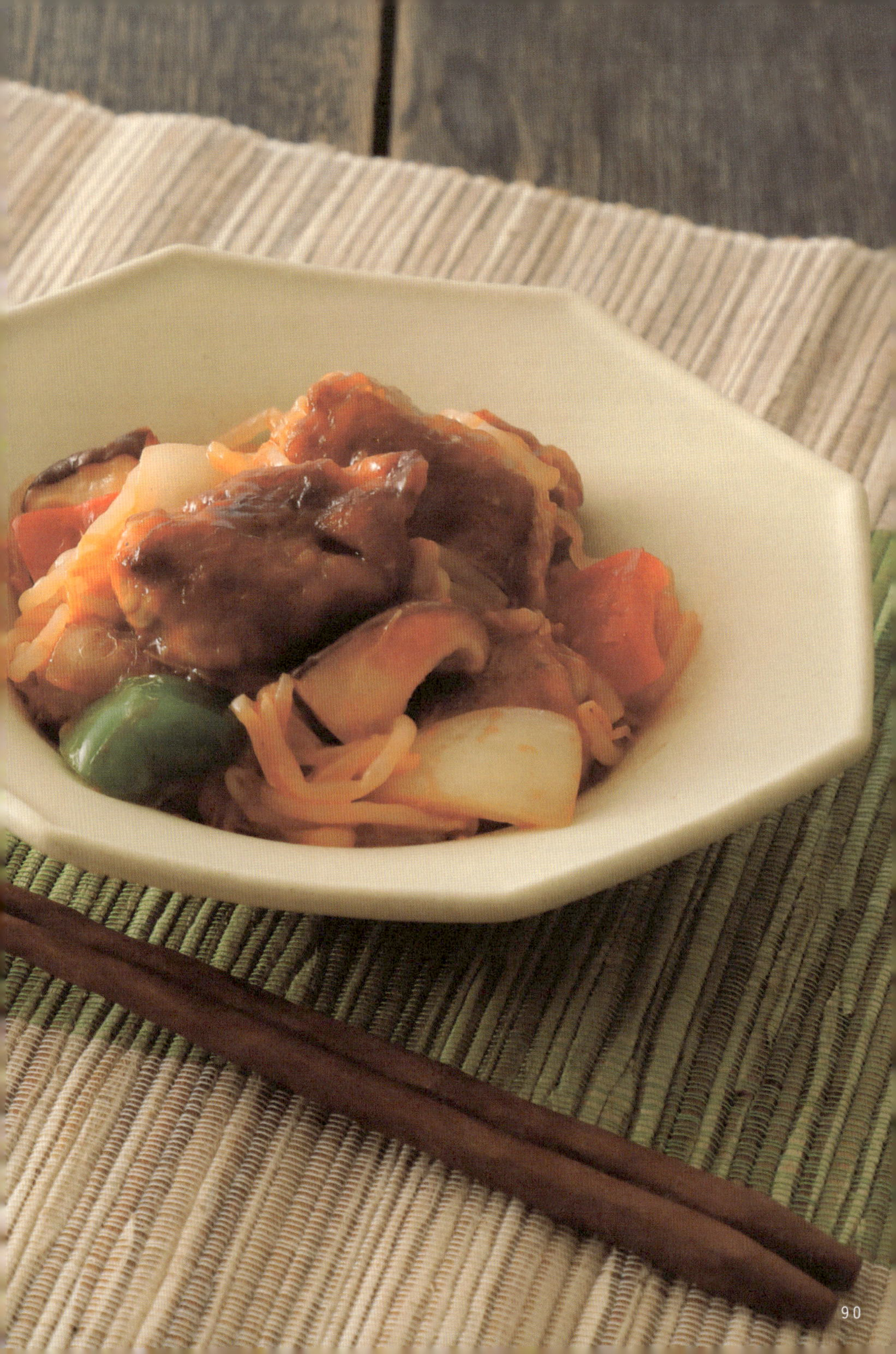

5 MEAT 肉料理

ビタミンB群が豊富な
豚肉で疲労回復

アンチエイジング　美肌　疲労回復　血糖値

さっぱり酢豚

材料（2人分）

- もやしレモン…100g
- 豚もも肉…200g
- 玉ねぎ…1/4個（50g）
- しいたけ…2個（40g）
- 赤パプリカ…1/4個（40g）
- ピーマン…1個（30g）
- 片栗粉…大さじ1
- ごま油…大さじ1
- A
  - 酒・しょうゆ…各小さじ1
  - こしょう…少々
- B
  - ケチャップ…大さじ1
  - もやしレモンの汁…大さじ2
  - 塩…少々
  - 片栗粉…小さじ1

作り方

1. 豚もも肉を2cm角に切り、Aに漬け込む。玉ねぎ、しいたけ、赤パプリカ、ピーマンを乱切りにする。
2. フライパンにごま油を入れて中火にかけ、豚肉に片栗粉をつけて焼く。火が通ってきたら、玉ねぎ、しいたけ、赤パプリカ・ピーマンの順に加えて炒める。
3. 全体に火が通ってきたら、もやしレモン、混ぜ合わせておいたBを加えて絡め、味を調える。

栄養point

- 豚肉はビタミンB群が豊富で代謝UP！
- レモンやケチャップの酸味で気分もシャキッと。減塩効果も。

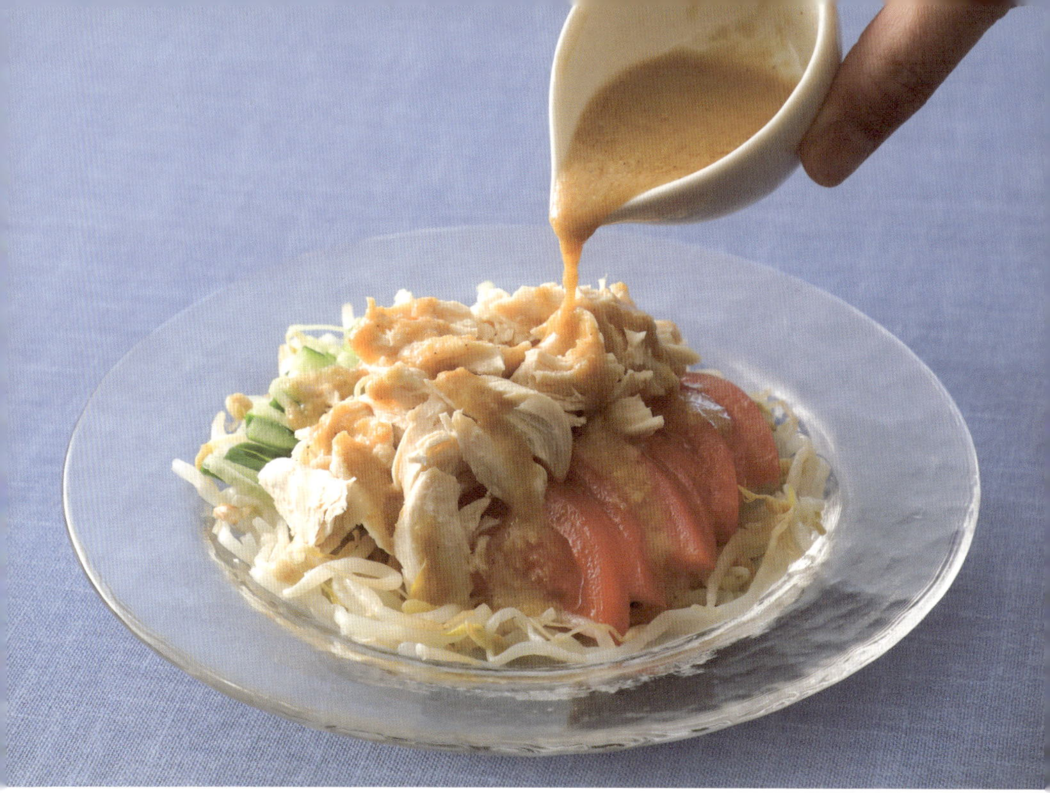

ビタミンCやEの抗酸化作用で
アンチエイジング効果大

アンチエイジング　疲労回復　美肌　骨強化

ビタミンたっぷり棒棒鶏

材料（2人分）

もやしレモン…100g
※写真は大豆もやしを使用。
ささみ…4本（160g）
トマト…1個（200g）
きゅうり…1/2本（50g）

A
- 砂糖…大さじ1/2
- 白すりごま・味噌…各大さじ1
- もやしレモンの汁…大さじ2
- ごま油…大さじ1/2
- ラー油…適量

作り方

1 トマトを半月切りにする。きゅうりを千切りにする。

2 鍋に湯を沸かし、ささみを入れて中火で5分くらいゆであげ、粗熱が取れたら手でほぐす。

3 ボウルにAを上から順に入れて混ぜ合わせる。

4 お皿にもやしレモン、1、2を盛り付け、3をかける。

栄養 point

- 高たんぱく、低脂質のささみはゆでることでさらにヘルシーに。たんぱく質は肌や髪を作るもととなります。
- トマトに含まれるβ-カロテンやビタミンC、ごまに含まれるビタミンEなどアンチエイジングにかかせない成分が豊富。

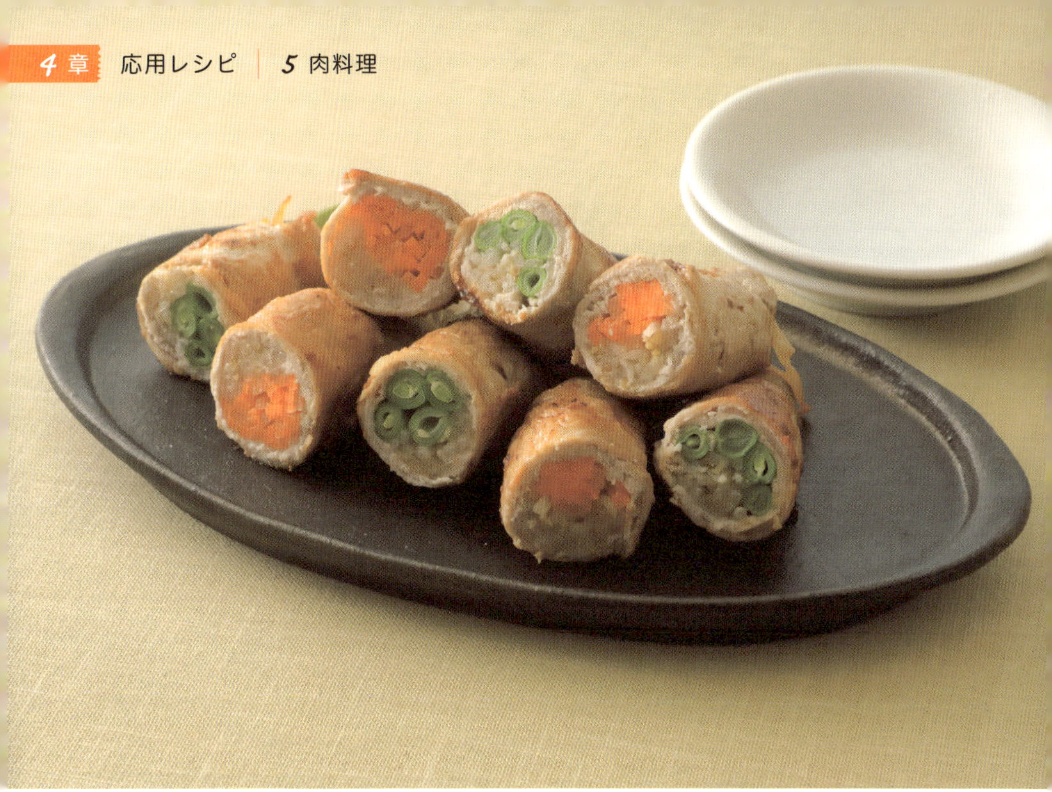

野菜を巻くことでボリュームアップ
噛む回数が増えて満腹感アリ！

疲労回復　美肌　血糖値

豚肉のもやしレモン巻き

材料（2人分）

もやしレモン…100g
豚薄切り肉…8枚（200g）
にんじん…1/4本（40g）
いんげん…8本（40g）
オリーブオイル…大さじ1/2
A［塩…小さじ1/4
　 黒こしょう…少々

作り方

1 にんじんを千切りにする。いんげんを下ゆでする。

2 バットに豚肉を2枚並べ、手前ににんじんの半量（20g）ともやしレモンの1/4量（25g）を置き、きつめに巻く。にんじんをもう1本同様に作り、いんげんも同様に2本作る。

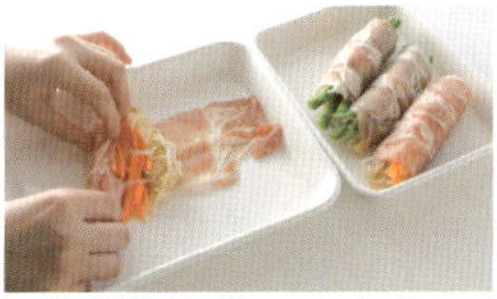

3 フライパンにオリーブオイルを入れて中火にかけ、*2*の巻き終わりの部分を下にして入れる。蓋をして5～6分途中で回しながら焼き、**A**を入れて味を調える。

調理 point

- 焼いた時に具がバラバラにならないよう、肉をきつめに巻きつけましょう。
- きのこや季節の野菜などでアレンジしても◎

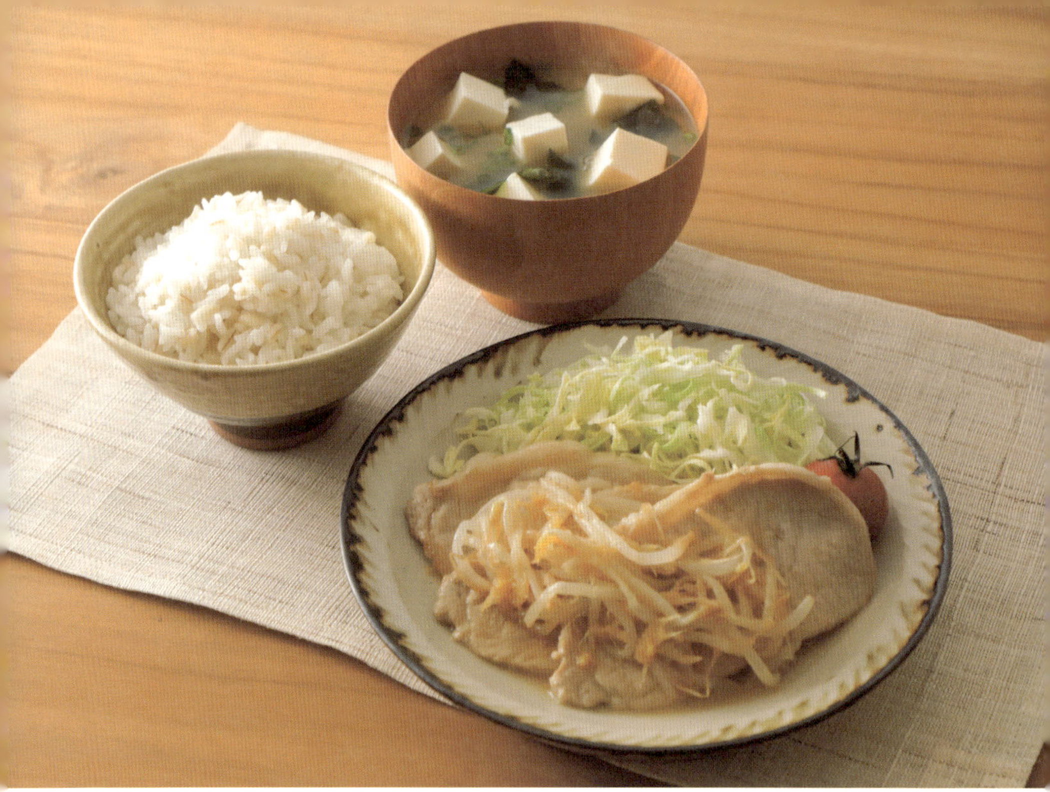

しょうがと豚肉で
新陳代謝＆食欲アップ

アンチエイジング　食欲増進　美肌　血糖値

豚のしょうが焼き

材料（2人分）

もやしレモン…100g
豚ロース肉…200g
サラダ油…大さじ½
A
しょうが（すりおろし）…小さじ2
砂糖…小さじ1
酒・しょうゆ…各大さじ½
もやしレモンの汁…大さじ1
キャベツ…1枚（50g）
ミニトマト…2個

作り方

1 キャベツを千切りにする。

2 フライパンにサラダ油を入れて中火にかけ、豚ロース肉を両面1〜2分ずつ焼く。

3 全体に火が通ってきたら、混ぜ合わせておいたAを入れて味を調え、もやしレモンを加えてさっと炒め合わせる。

4 キャベツとミニトマトをのせたお皿に3を盛り付ける。

栄養 point

- たっぷりのしょうがとビタミンB群が豊富な豚肉で代謝UP。
- もやしレモンを入れることでボリュームアップ。シャキシャキ感も楽しめます。

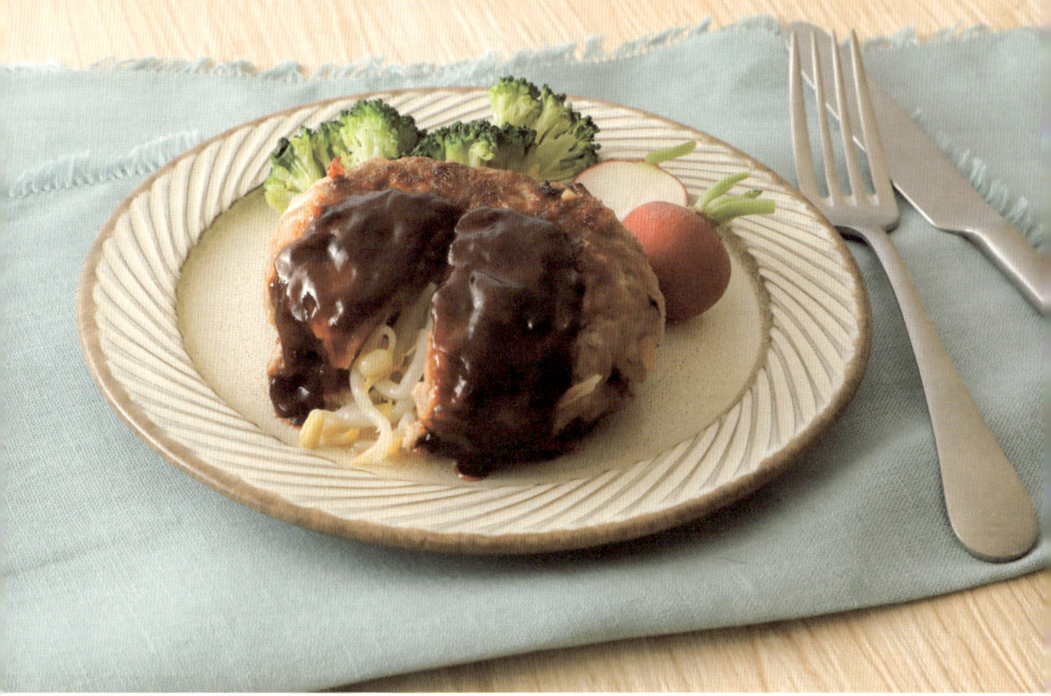

ハンバーグの中から
もやしレモンが登場！

アンチエイジング　血液サラサラ　疲労回復　美肌

もやしinハンバーグ

材料（2人分）

もやしレモン…100g
牛豚合いびき肉…250g
A［パン粉…20g
　 卵…1/2個
　 ナツメグ・塩・こしょう…各少々
オリーブオイル…大さじ1/2
B［ケチャップ・ソース…各大さじ1
ブロッコリー…8房
ラディッシュ…2個

作り方

1 もやしレモンを粗刻みにし、20gを2つと、60gに分ける。

2 ボウルに合いびき肉を入れてこね、Aと60gのもやしレモンを加えて混ぜる。

3 2を2等分して中に20gのもやしレモンを入れて丸く成形する。

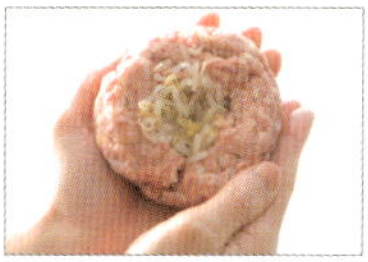

4 フライパンにオリーブオイルを入れて中火にかけ、3を入れて蓋をし、片面5分くらいずつ焼く。

5 4のフライパンにBを入れて加熱し、ハンバーグにかける。ゆでたブロッコリーとラディッシュを添える。

調理point

● なるべくハンバーグの中心にもやしレモンを入れましょう。偏ると、焼いている時にハンバーグが割れることも！

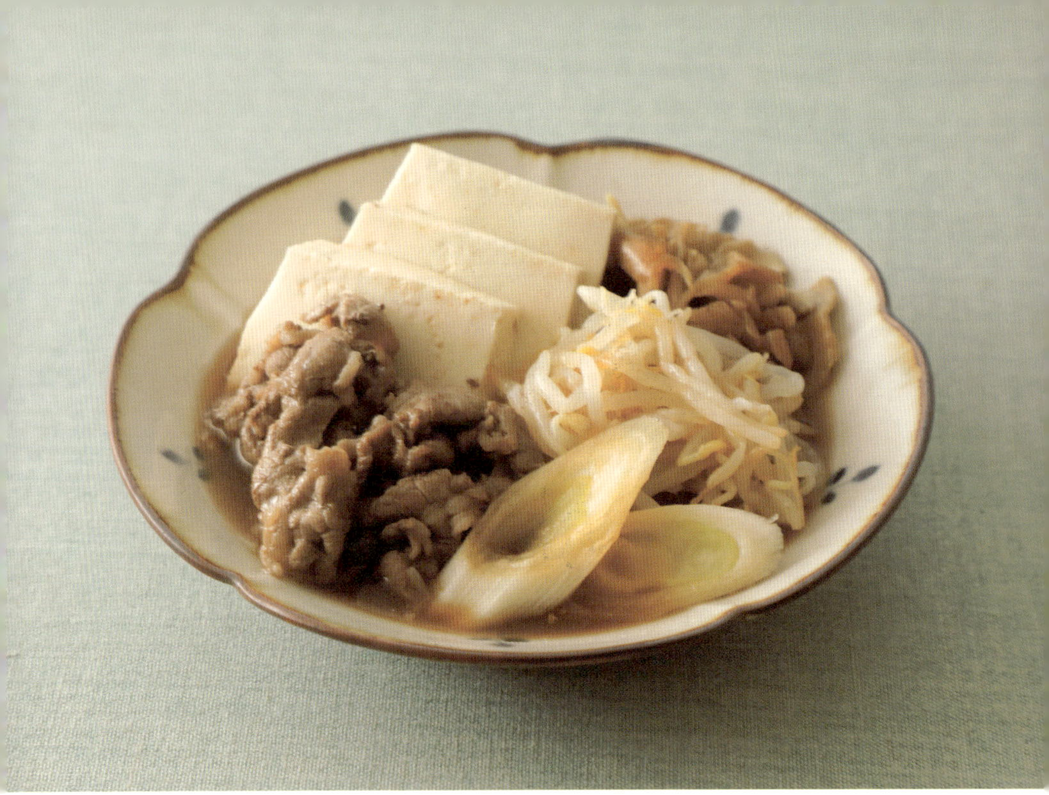

レモンのビタミンCが牛肉の鉄分の
吸収力をアップし、貧血を予防

アンチエイジング　美肌　便秘　血糖値

もやしレモン肉豆腐

材料（2人分）

もやしレモン…100g
牛薄切り肉…150g
木綿豆腐…1/2丁（150g）
長ねぎ…1本（100g）
まいたけ…1/2パック（50g）
ごま油…大さじ1/2
A［砂糖…大さじ1/2
　 酒・みりん・しょうゆ…各大さじ1

作り方

1 牛薄切り肉、木綿豆腐を一口大に切る。長ねぎを斜め切りにする。まいたけは手でほぐす。

2 フライパンにごま油を入れて中火にかけ、牛肉を炒める。半分くらいまで火が通ってきたら、木綿豆腐、長ねぎ、まいたけ、Aを加えて、蓋をして5分くらい煮る。

3 全体に火が通ったらもやしレモンを加えて、温まったら火を止める。

栄養 point

- 牛肉に含まれる鉄分はレモンのビタミンCと一緒にとることで吸収率がアップ。貧血などの予防に効果的です。
- まいたけなどのきのこ類は食物繊維も豊富で便秘対策にも。うまみもあり、減塩効果も期待できます。

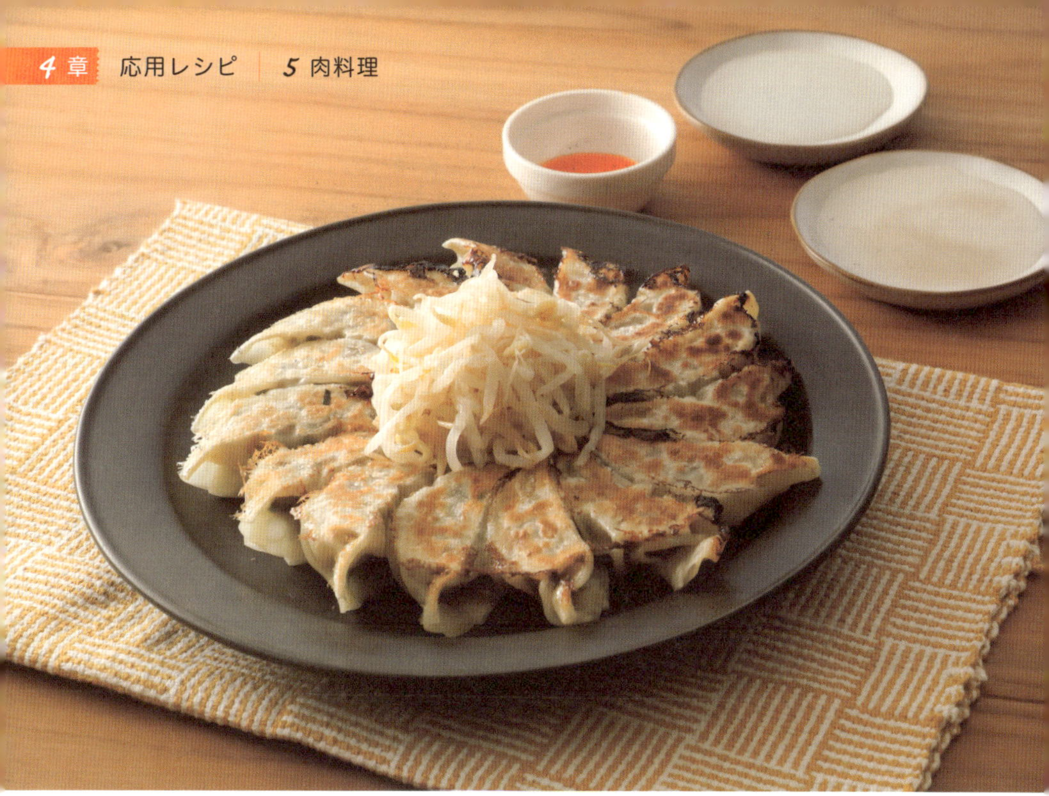

野菜たっぷり、レモンの風味で
胃もたれせずに食が進む

血液サラサラ　疲労回復　食欲増進　美肌

ヘルシー餃子

材料（2人分 15〜18個）

もやしレモン…100g
豚ひき肉…100g
ニラ…1/4わ（25g）
A［オイスターソース・しょうゆ …各小さじ1
餃子の皮…15〜18枚
ごま油…大さじ1
（お好みで）もやしレモンの汁、ラー油など…適量
（付け合わせ）もやしレモン…適量

作り方

1 もやしレモン、ニラをざく切りにする。
2 ボウルに豚ひき肉とAを加えてこね、1を入れて混ぜ合わせる。
3 餃子の皮で2を包む。

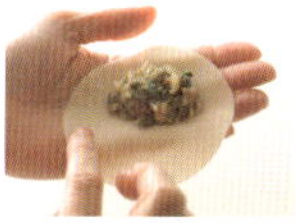

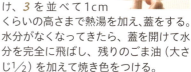

4 フライパンにごま油の半量を加えて中火にかけ、3を並べて1cmくらいの高さまで熱湯を加え、蓋をする。水分がなくなってきたら、蓋を開けて水分を完全に飛ばし、残りのごま油（大さじ1/2）を加えて焼き色をつける。
5 器に盛り付け、もやしレモンを添える。お好みでもやしレモンの汁＋ラー油などをつけていただく。

調理 point

● しそやチーズなどを入れてアレンジしてもおいしい。

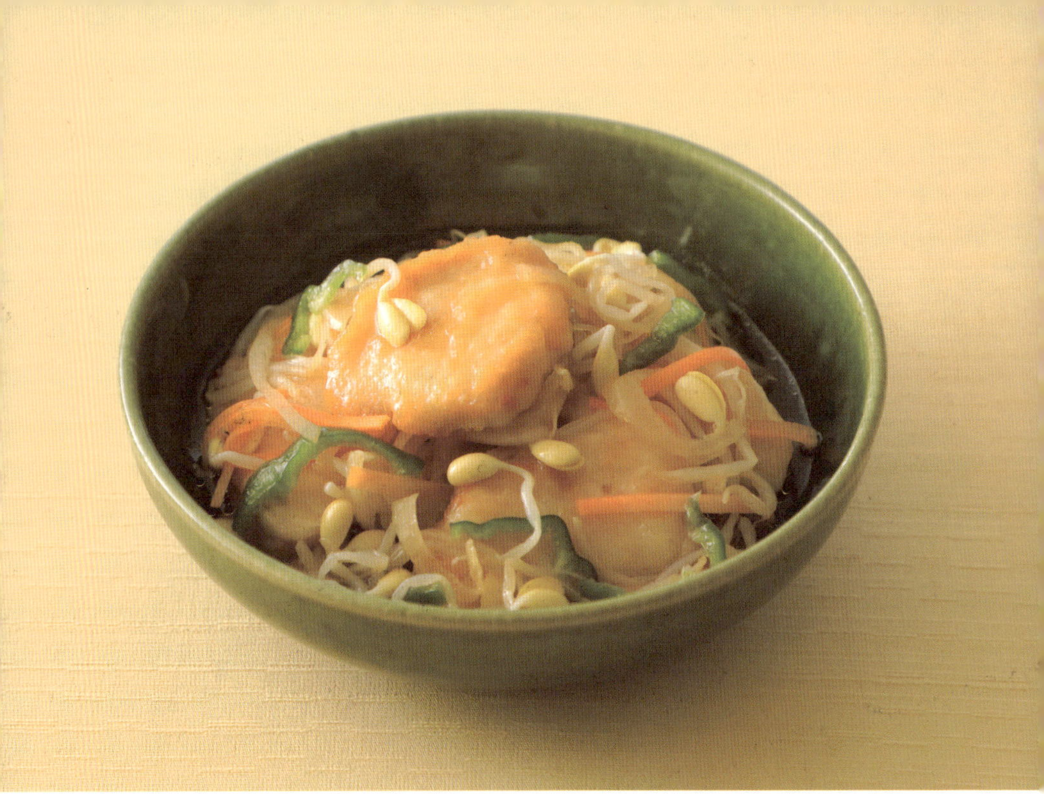

温かいままでも
冷やして食べてもおいしい

食欲増進　美肌　便秘　血糖値

鶏むね肉の南蛮漬け

材料（2人分）

もやしレモン…100g
※写真は大豆もやしを使用
鶏むね肉…1枚（300g）
玉ねぎ…1/4個（50g）
にんじん…1/5個（30g）
ピーマン…1個（30g）
サラダ油…大さじ2
片栗粉…大さじ2

A
- 酒…大さじ1
- 塩・こしょう…少々

B
- 砂糖…小さじ1
- しょうゆ…大さじ1
- レモン汁…大さじ2
- もやしレモンの汁…大さじ2
- 唐辛子（輪）…適量

作り方

1. 鶏むね肉をそぎ切りにし、**A**に10分くらい漬け込む。玉ねぎ、にんじん、ピーマンを千切りにし、**B**を混ぜ合わせたボウルに漬け込む。
2. 鶏肉に片栗粉をまんべんなくつける。フライパンにサラダ油を入れて中火にかけ、片面2～3分ずつ焼く。
3. 鶏肉に火が通ったら**B**のボウルに入れ、もやしレモンを加えて全体を混ぜ合わせる。

調理 point

- ぱさつきがちな鶏むね肉はそぎ切りにして繊維を断ち切り、まわりに片栗粉をつけることでしっとりと。
- 南蛮酢にもレモン汁を使ってさっぱりと、ビタミンCもさらにUP

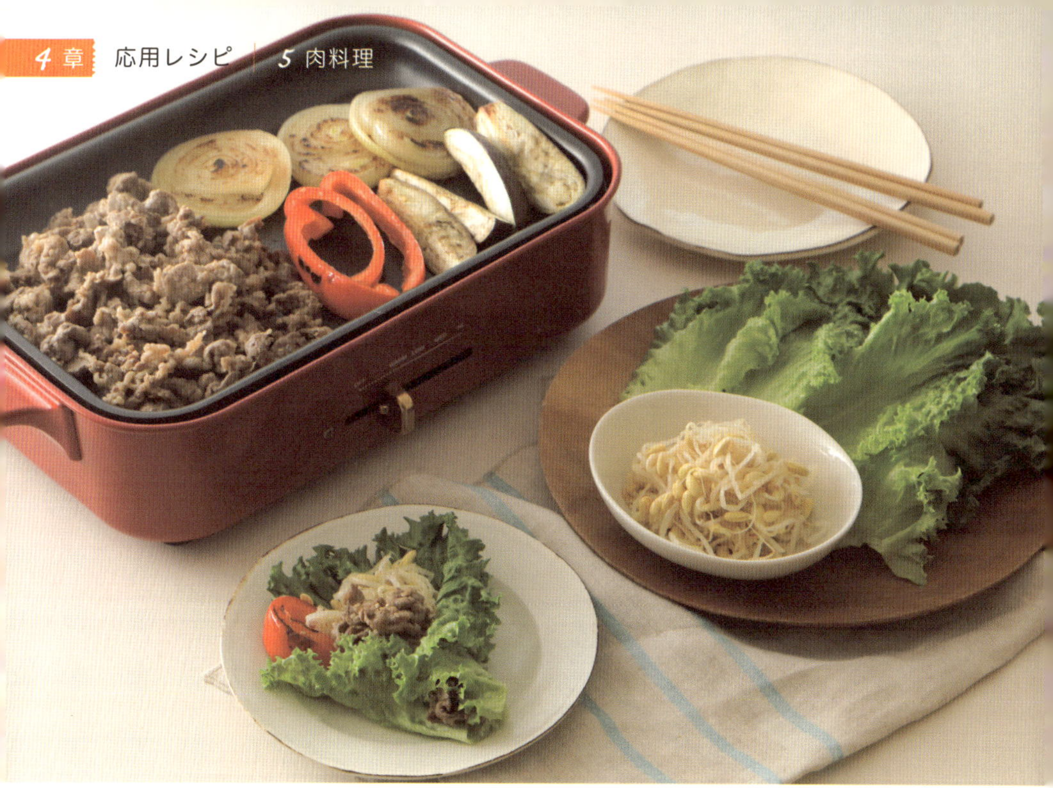

レモンの香り成分、リモネンで
こってり焼肉もさわやかに

アンチエイジング　美肌　便秘　血糖値

野菜たっぷり 手巻き焼肉

材料（2人分）

もやしレモン…100g
牛薄切り肉…200g
玉ねぎ…1/2個（100g）
赤パプリカ…1/4個（40g）
なす…1本
グリーンリーフ…適量
サラダ油…大さじ1/2

A
- にんにく（すりおろし）…小さじ1/2
- 砂糖・白ごま…各小さじ1
- 酒・しょうゆ…各小さじ2
- 塩・黒こしょう…少々

作り方

1 牛薄切り肉を一口大に切り、Aを揉み込んで10分くらい置く。玉ねぎを輪切りに、赤パプリカ・なすを縦4等分に切る。

2 ホットプレートを温め、サラダ油を入れて1の牛肉と野菜を焼く。

3 グリーンリーフに2ともやしレモンをのせ、巻いていただく。

調理point

- 肉だけでなく、もやしレモンや野菜と一緒にいただくことで、ヘルシーな一品に。
- 肉を焼くにおいにリラックス効果のあるレモンの香りをプラス。

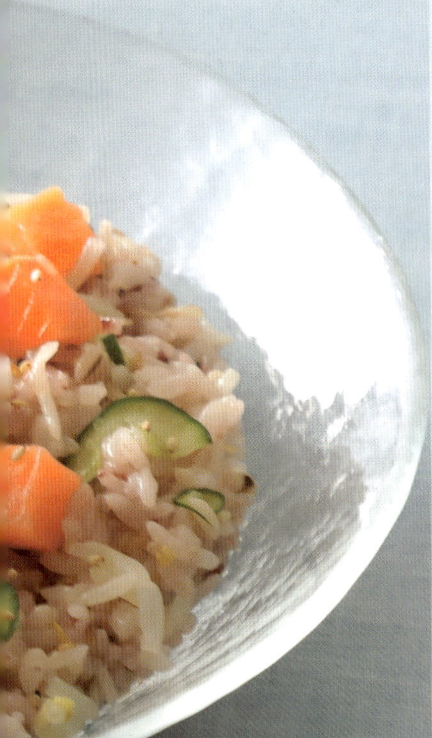

もやしレモンと寿司酢の
相性バツグン！

サーモンのさわやか寿司

アンチエイジング　血液サラサラ　疲労回復　美肌

材料（2人分）

もやしレモン…100g
サーモン（生食用）…100g
きゅうり…1/4本（25g）
大葉…4枚
雑穀ごはん…1合分
A　塩…小さじ1/4
　　砂糖…大さじ1/2
　　酢…大さじ1
　　白ごま…適量

作り方

1 もやしレモンをざく切りにする。きゅうりは半月切りにして塩（分量外）を揉み込み、数分してしんなりとしてきたら、水で洗ってよく絞る。大葉を千切りにする。

2 雑穀ごはんにAときゅうり、もやしレモンを入れて混ぜ合わせる。

3 お皿に盛り付け、1cm角に切ったサーモンを飾り、大葉を添える。

栄養point

- サーモンに含まれるアスタキサンチンには、しみやしわを予防し、肌のキメを整える美容効果アリ。血行を促進し、体脂肪を減らす効果も期待できます。

6 RICE
ごはん

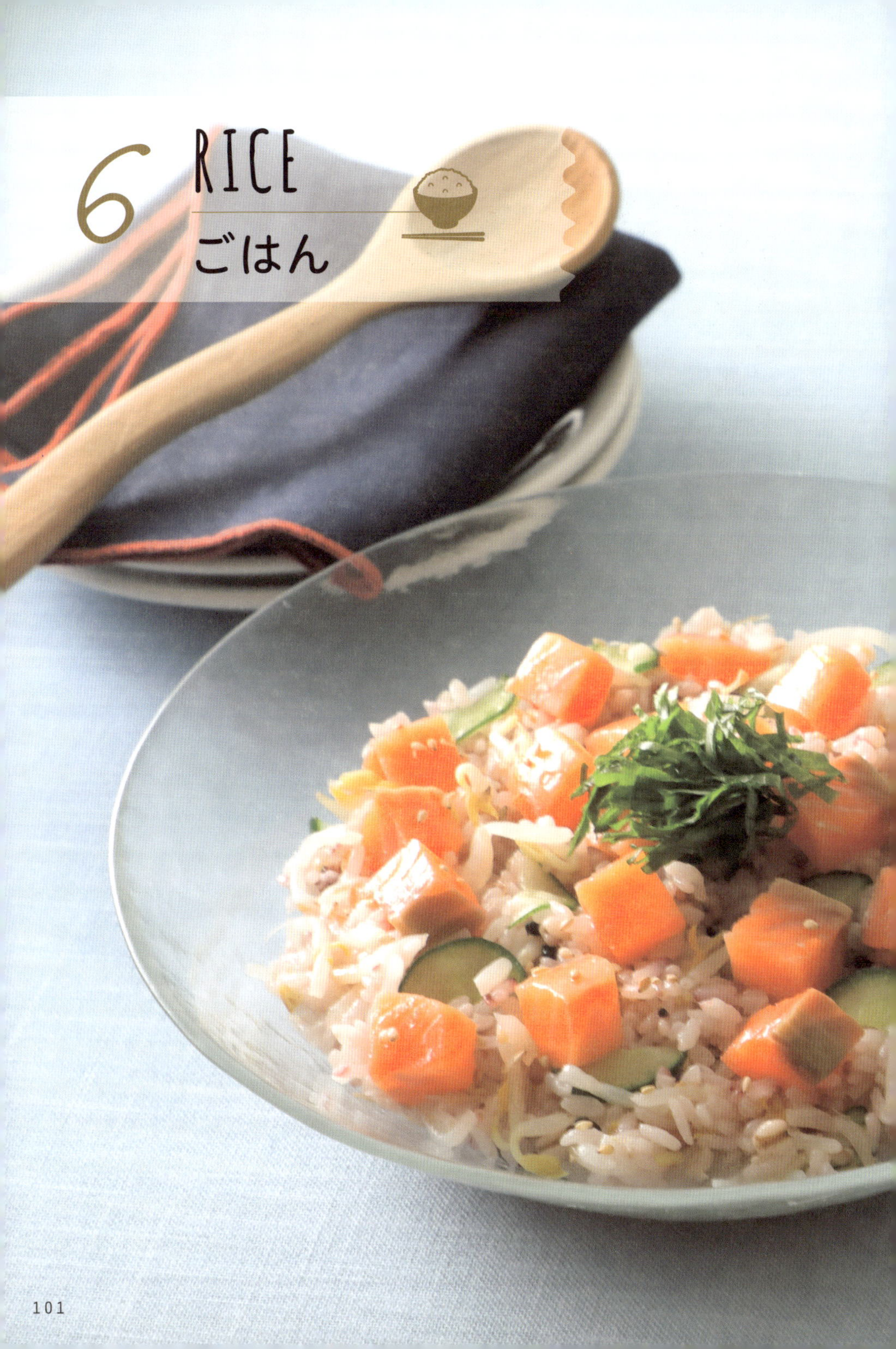

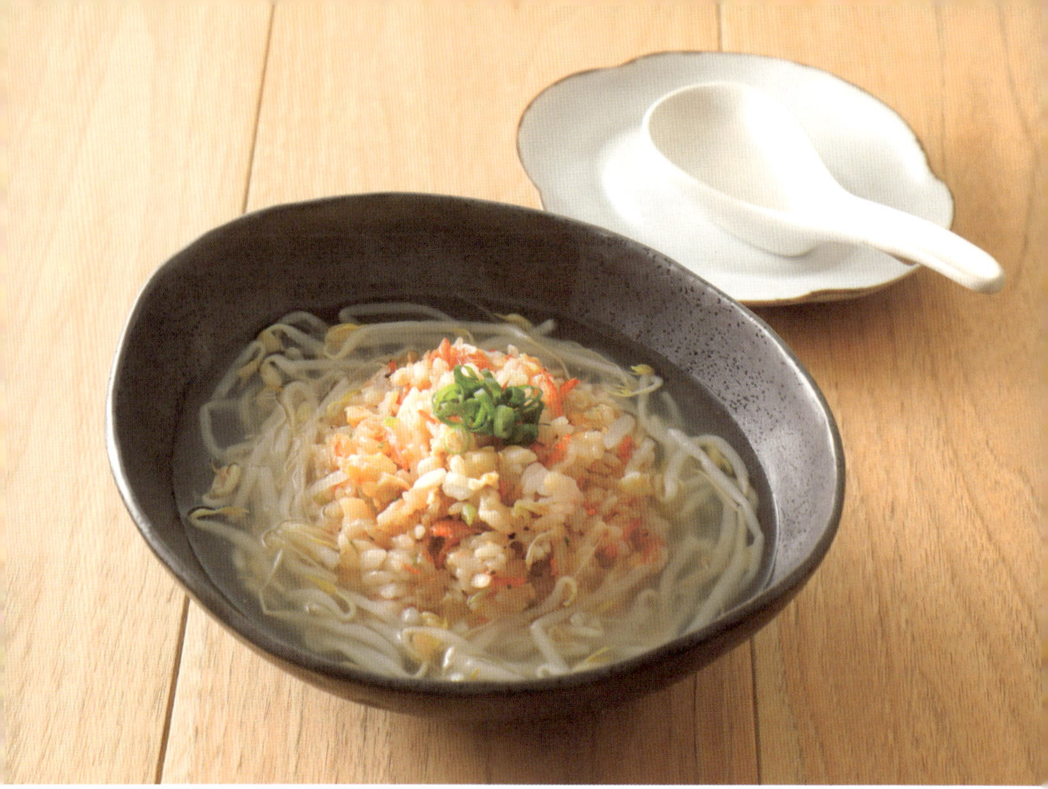

麦ごはんは食物繊維たっぷり
コレステロール低下にも効果アリ

血液サラサラ　疲労回復　骨強化　便秘

桜えびの炒飯　もやしレモンあんかけ

材料（2人分）

もやしレモン…100g
桜えび…10g
卵…1個
長ねぎ…½本（50g）
麦ごはん…2杯
ごま油…大さじ1

A
- オイスターソース・しょうゆ…各大さじ½
- 塩・黒こしょう…少々

B
- 水…300ml
- 鶏がらスープの素…小さじ1
- 塩…少々
- 片栗粉…大さじ1

小ねぎ…2本（10g）

作り方

1. 長ねぎをみじん切りにする。小ねぎを小口切りにする。
2. フライパンにごま油を入れて強火にかけ、長ねぎ、卵、桜えび、麦ごはんの順に炒め、**A**を加えて味を調える。
3. 別の小鍋に**B**ともやしレモンを入れて火にかけ、とろみがついたら火をとめる。
4. お皿に*2*を盛りつけて*3*をかけ、小ねぎを散らす。

調理point

- もやしレモンあんは、豆腐や魚などにもぴったり。自分流のアレンジでお試しを。

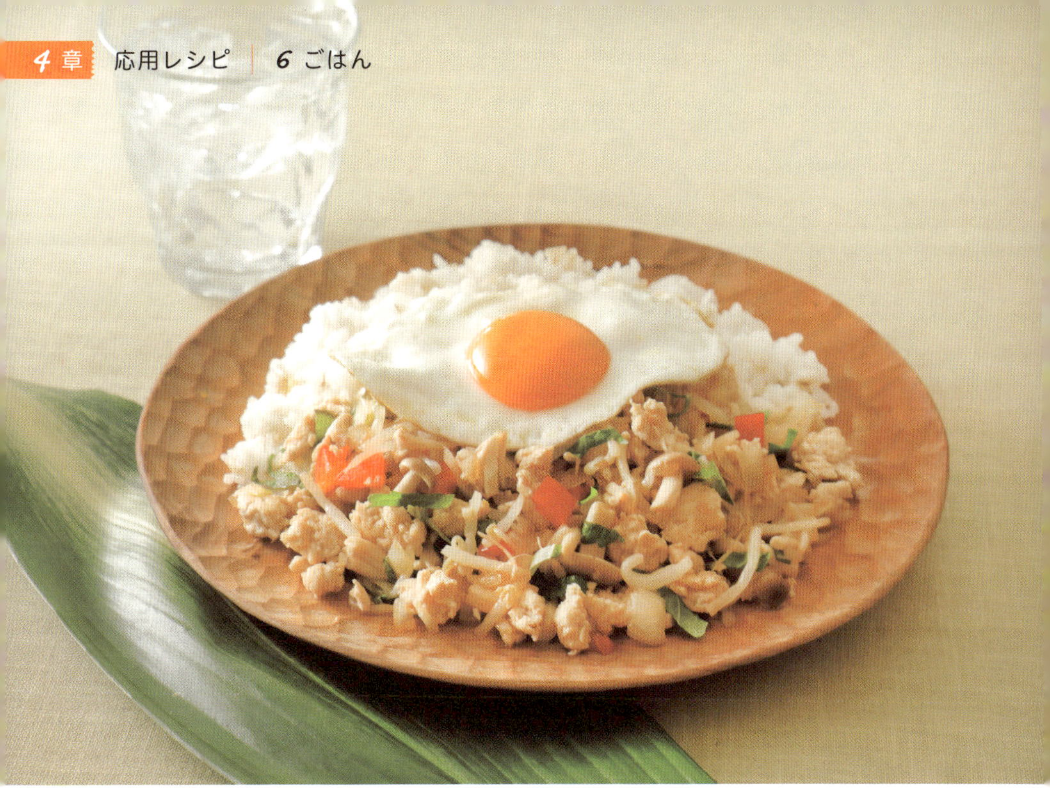

バジルの代わりに大葉を使った
さっぱりテイスト

血液サラサラ　疲労回復　食欲増進　便秘

和風ガパオライス

材料（2人分）

- もやしレモン…100g
- 鶏ひき肉…150g
- 玉ねぎ…1/4個（50g）
- しめじ…1/2パック（50g）
- 赤パプリカ…1/4個（40g）
- 大葉…4枚
- A ［オイスターソース・ナンプラー…各小さじ1
- 　 塩・黒こしょう…少々
- サラダ油…大さじ1
- 卵…2個
- 麦ごはん…2杯

作り方

1. もやしレモンをざく切りにする。玉ねぎ、赤パプリカを8mm角に切る。しめじは長さを半分に切って手でほぐす。大葉は千切りにする。
2. フライパンにサラダ油（半量・大さじ1/2）を入れて中火にかけ、鶏ひき肉、玉ねぎ、しめじ、赤パプリカの順に炒める。全体に火が通ったらAともやしレモン、大葉を加えて味を調える。
3. フライパンに残りのサラダ油（半量・大さじ1/2）を入れて中火にかけ、卵を入れて目玉焼きを2個作る。
4. お皿にごはん、2を盛り付け、3をのせる。

調理point

- 具材は、季節の食材でいろいろとアレンジしてみましょう。

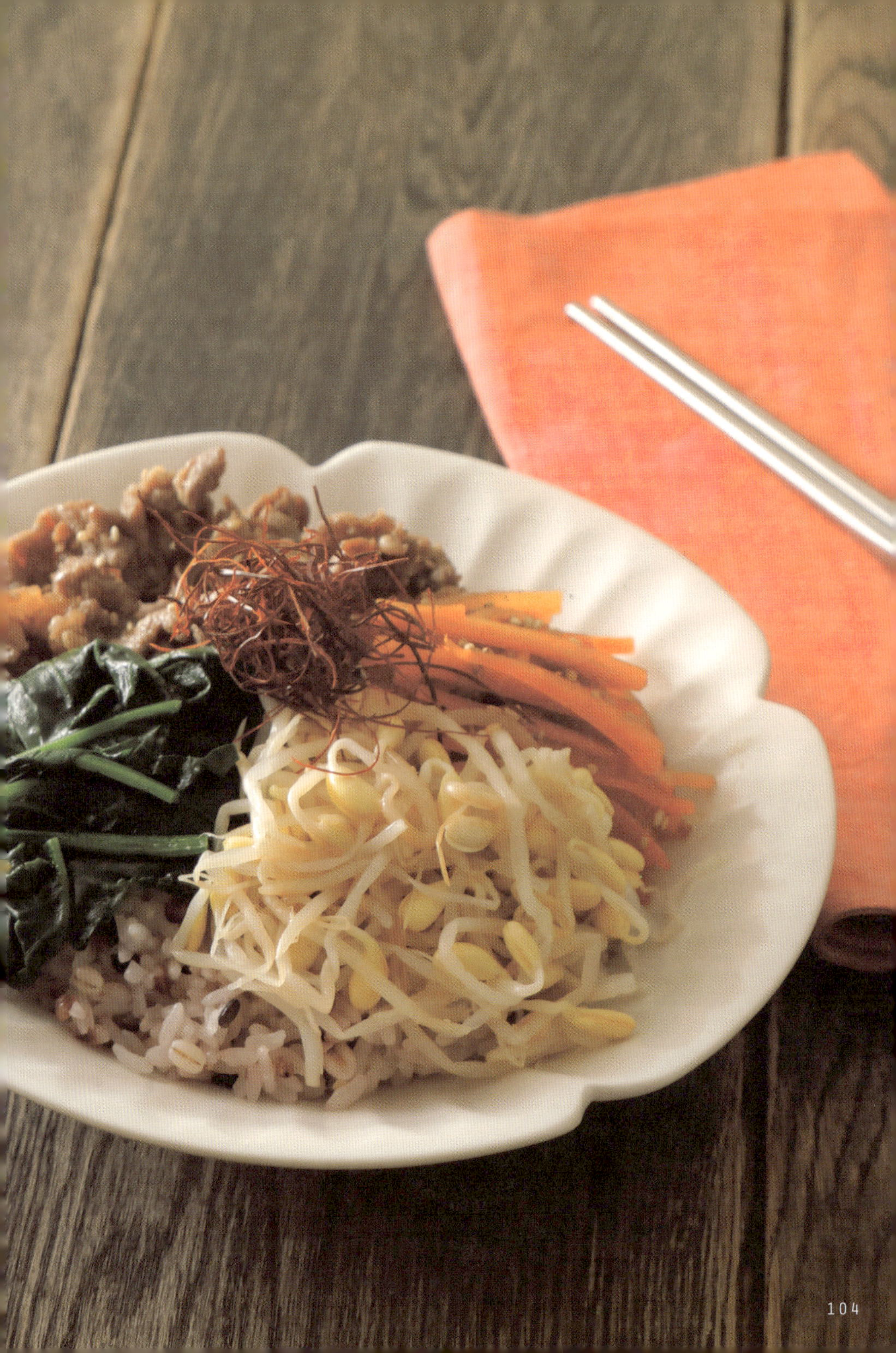

バランスよく栄養がとれる
具だくさんどんぶり

アンチエイジング 血液サラサラ 疲労回復 美肌

栄養満点ビビンバ

材料（2人分）

もやしレモン…100g
※写真は大豆もやしを使用。
牛赤身肉…150g
ごま油…大さじ1/2

A
- にんにく（すりおろし）…小さじ1/4
- 白ごま・砂糖…各小さじ1
- しょうゆ・酒…各大さじ1

B
- ほうれん草…1/2袋（100g）
- にんにく（すりおろし）…小さじ1/4
- 塩…小さじ1/6
- ごま油…小さじ1

にんじん…1/3本（50g）
ごま油…小さじ1

C
- オイスターソース…小さじ1
- 白ごま…小さじ1

雑穀ごはん…2杯
糸唐辛子…適量

作り方

1 牛赤身肉を一口大に切り、Aを揉み込んで10分程度置く。フライパンにごま油（大さじ1/2）を入れて中火にかけ、牛肉を入れて炒める。

2 ほうれん草を熱湯でゆでて粗熱を取り、ざく切りにする。ボウルにBを入れて和える。

3 にんじんを千切りにする。フライパンにごま油（小さじ1）を入れて中火にかけ、Cを入れて味を調える。

4 丼に雑穀ごはんを盛り付け、1、2、3ともやしレモン、糸唐辛子をのせる。

栄養 point

- 牛肉・ほうれん草の鉄分は、レモンのビタミンCと一緒にとることで吸収率UP。
- ごはんは食物繊維豊富な胚芽精米、雑穀ごはん、麦ごはんなどにすることで、血糖値の上昇をゆるやかにします。

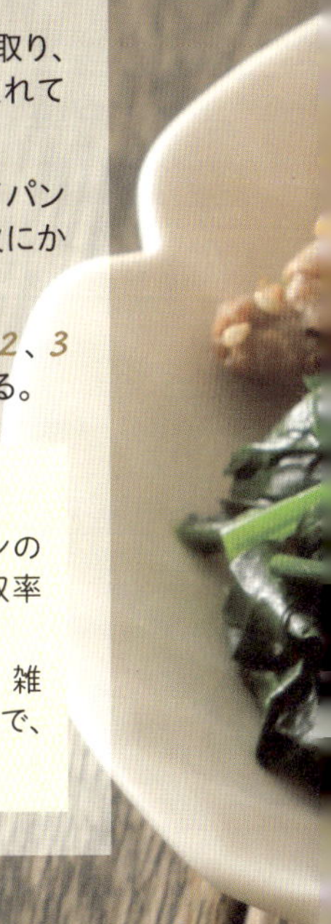

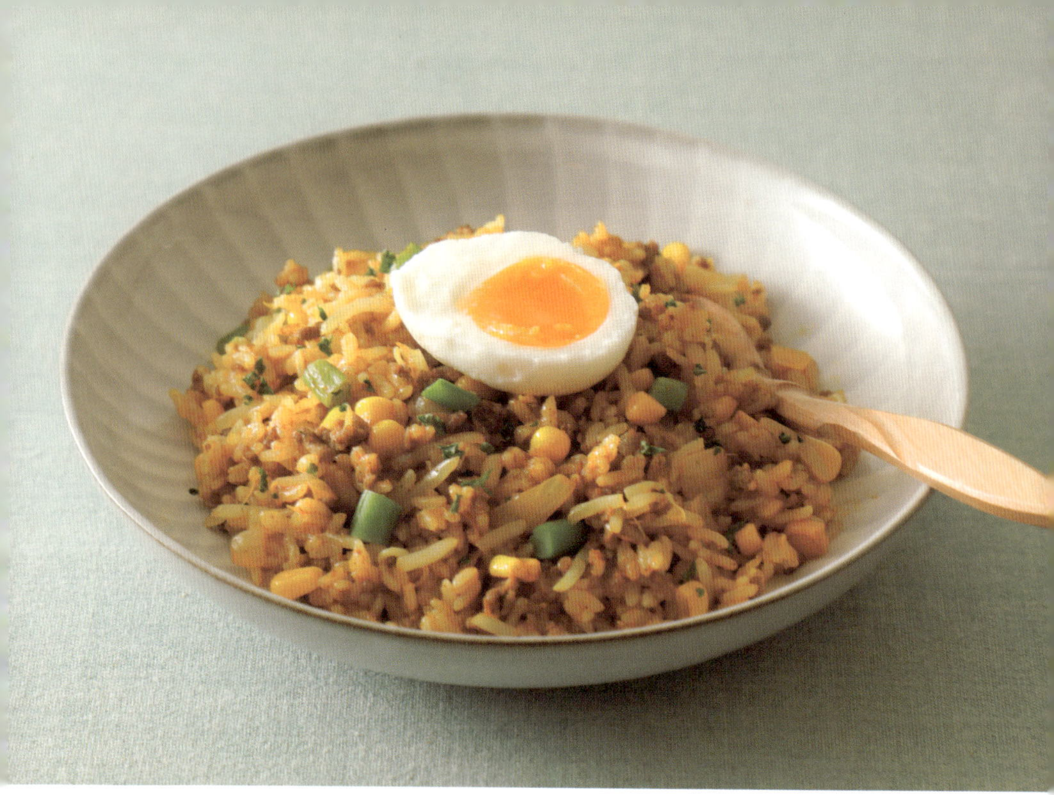

もやしレモンでごはんをかさ増し
食感＆満腹感アップ！

血液サラサラ　食欲増進　美肌　便秘

シャキシャキ ドライカレー

材料（2人分）

もやしレモン…100g
牛ひき肉…100g
玉ねぎ…1/4個（50g）
コーン…50g
いんげん…4本（20g）
ゆで卵…1個
麦ごはん…2杯分
A ［にんにく・しょうがのすりおろし…各小さじ1/2
　　オリーブオイル…大さじ1/2
B ［カレー粉…大さじ1
　　ケチャップ・ソース…各大さじ1
塩・こしょう…適量
パセリ（刻み）…適量

作り方

1 もやしレモンをざく切りにする。玉ねぎを粗みじん切りにする。いんげんを2cmくらいの長さに切る。

2 フライパンにAを入れて中火にかけ、にんにくの香りがたったら牛ひき肉を炒める。火が通ってきたら、玉ねぎ、いんげん、コーンの順に炒める。

3 Bを加えて全体になじんだら、麦ごはんを加えて炒め合わせ、もやしレモン、塩・こしょうを加えて味を調える。

4 器に盛り付け、半分に切ったゆで卵をのせ、パセリをかける。

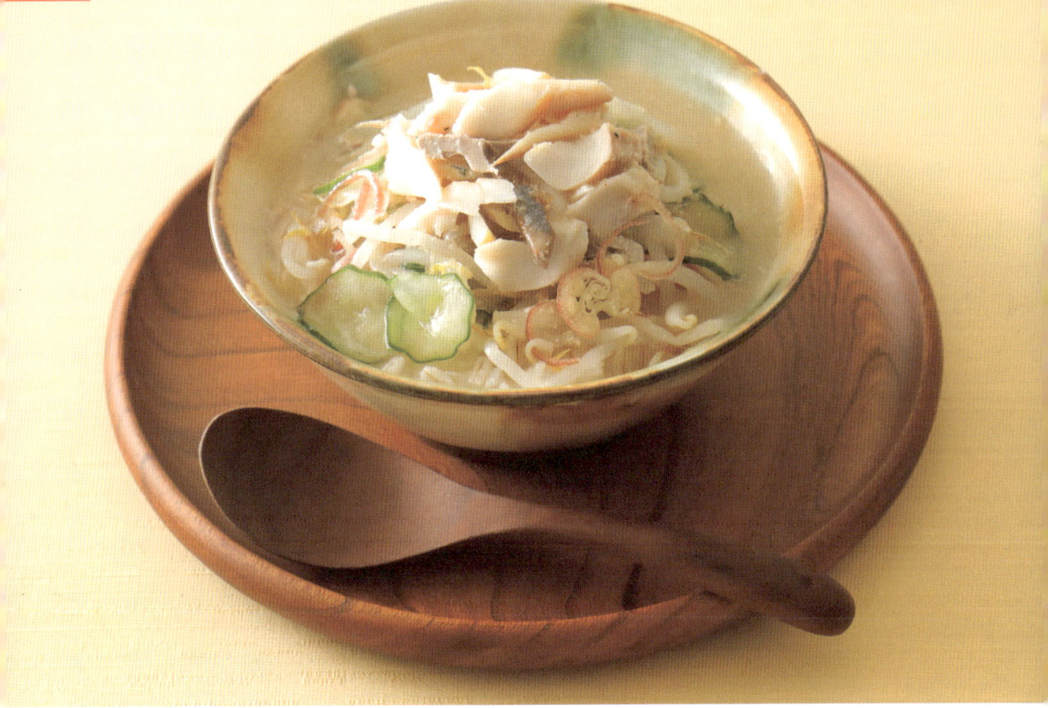

暑い季節にぴったり！
食欲がないときでも食べられる

血液サラサラ　疲労回復　食欲増進　便秘

夏バテ解消 冷や汁

材料（2人分）

もやしレモン…100g
アジの干物…1尾
きゅうり…1本（100g）
みょうが…2本

A
- 白すりごま…大さじ2
- 味噌…大さじ1
- 白だし…大さじ1/2
- もやしレモンの汁…大さじ3
- 水…300cc

麦ごはん…2杯

作り方

1 きゅうりを輪切りにし、塩（分量外）をふって揉み込み、数分してしんなりしてきたら、水で洗ってよく絞る。みょうがは輪切りにする。

2 アジの干物を魚焼きグリルで5〜8分焼く。粗熱が取れたら手でほぐす。

3 ボウルにAを上から順に加えて混ぜ、1、2と合わせる。

4 お茶碗に麦ごはんを盛り付け、3をかける。

調理point

- アジの干物はツナ缶やさば缶でアレンジしてもOK。
- きゅうりともやしの食感により、汁ごはんでもしっかり噛んで食べられる。

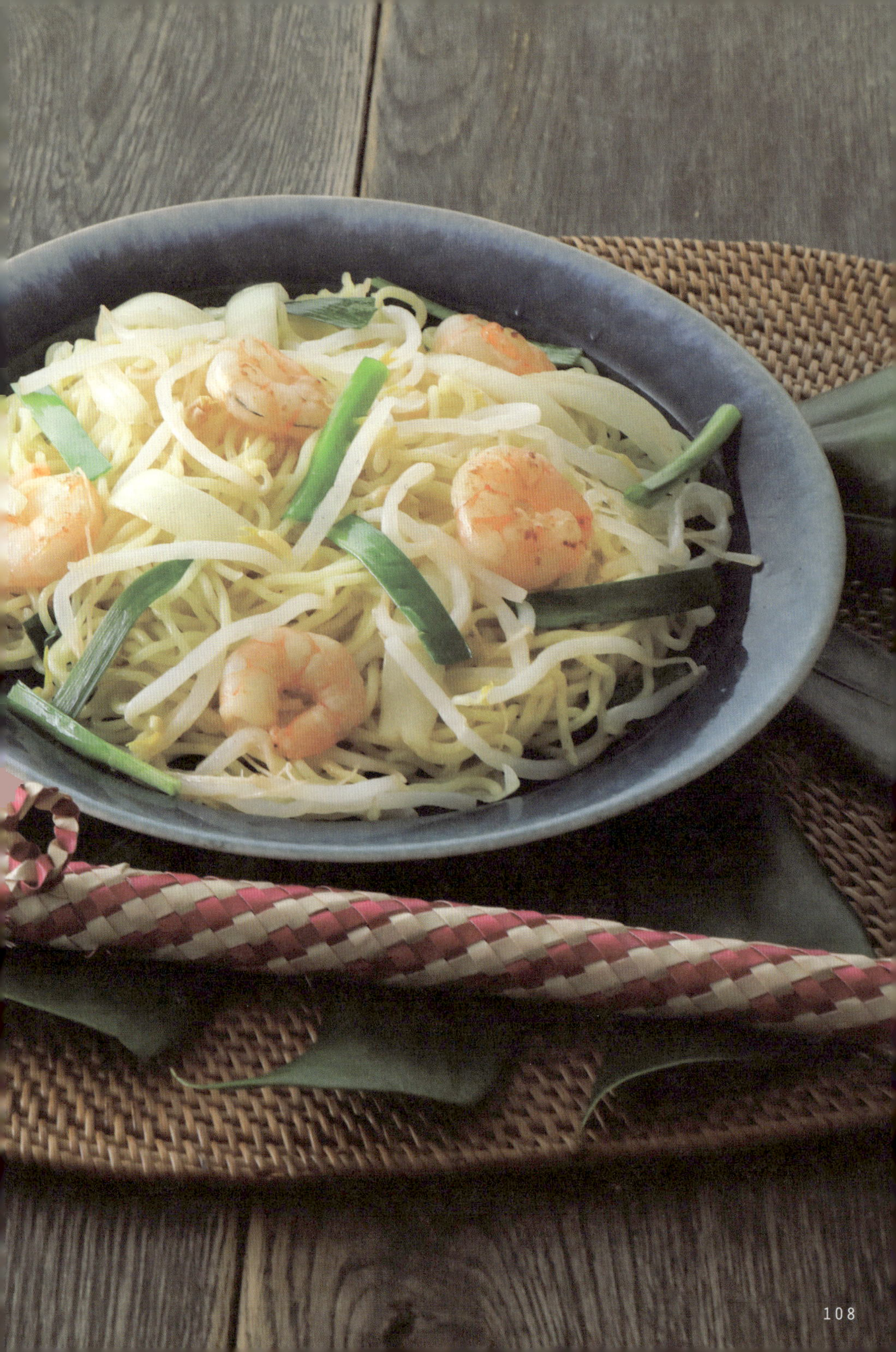

7 NOODLE

麺

えびの旨味とレモンの酸味で
塩分ひかえめヘルシーに

疲労回復　食欲増進　美肌　ダイエット

えびのエスニック焼きそば

材料（2人分）

- もやしレモン…100g
- むきえび…100g
- 玉ねぎ…1/4個（50g）
- にら…1/4袋（25g）
- ごま油…大さじ1
- 焼きそばの麺…2玉
- A［ナンプラー…大さじ1
- 　 塩・こしょう…少々

作り方

1. 玉ねぎを薄切りにする。にらをざく切りにする。
2. フライパンに何もひかずに焼きそばの麺を加え、菜ばしでほぐしながら中火で炒めて皿にあける。
3. フライパンにごま油を入れて中火にかけ、むきえび、玉ねぎ、にらの順に炒める。
4. 全体に火が通ったら2の焼きそばの麺を戻し、Aを加えて味を整え、最後にもやしレモンを加えて軽く炒める。

調理 point

- 焼きそばの麺は油でコーティングされているため、そのまま油をひかずに炒めてヘルシーに！
- 炒めて水を入れるとせっかく炒めた野菜もべちゃっとしてしまいますが、このやり方なら野菜もシャキシャキキープ。

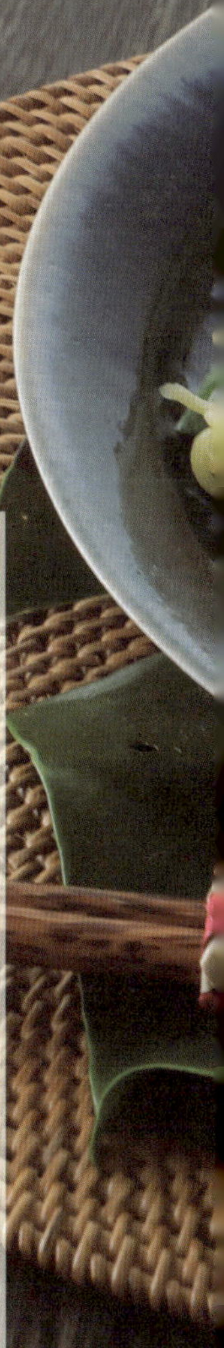

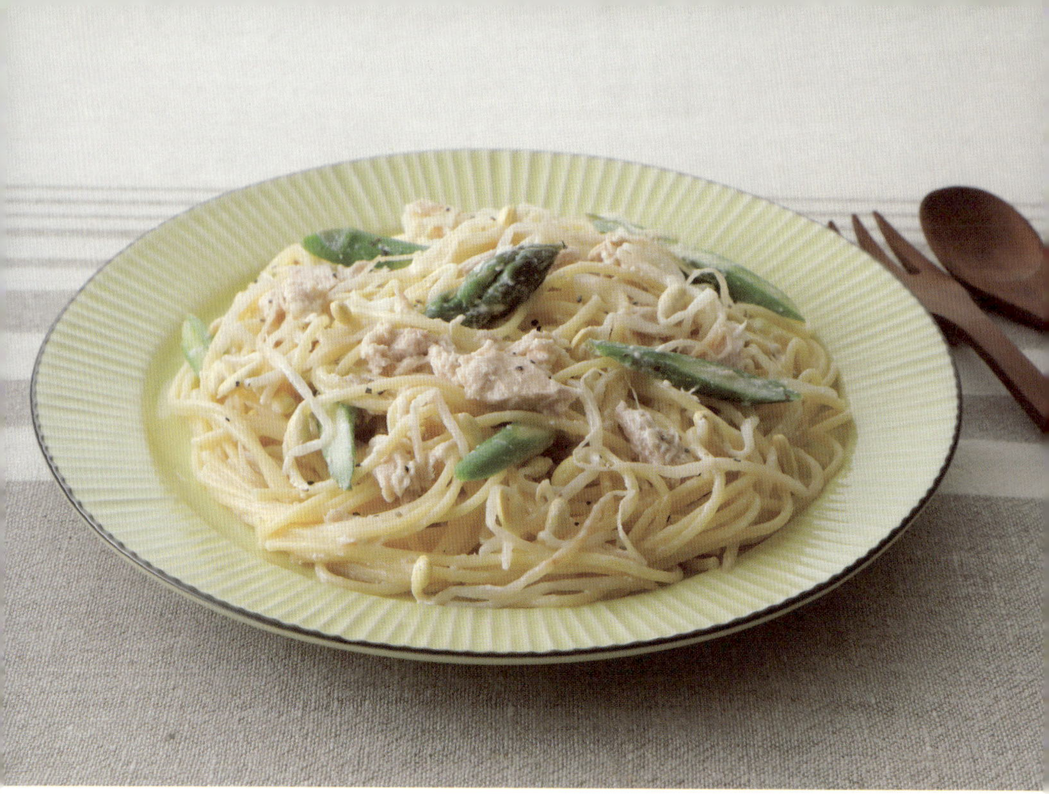

アスパラともやしのアスパラギン酸で
疲労回復＆免疫力アップ！

アンチエイジング　血液サラサラ　食欲増進　美肌

ツナの豆乳クリームパスタ

材料（2人分）

もやしレモン…100g
※写真は大豆もやしを使用。
ツナ缶（油漬け）…1缶
アスパラガス…4本（80g）
スパゲッティ…160g
オリーブオイル…大さじ1

A
- 豆乳…200ml
- もやしレモンの汁…大さじ2
- 塩…小さじ1/4
- 黒こしょう…少々

作り方

1. アスパラガスを斜め切りにする。
2. スパゲッティを多めのお湯でゆで、袋の表示時間の1分前になったらゆで上げる。
3. フライパンにオリーブオイルを入れて中火にかけ、アスパラガスを炒める。火が通ってきたら、ツナ、2、**A**を加えて味を調え、最後にもやしレモンを加えてさっと混ぜる。

栄養point

- 大豆もやしを使うと、緑豆もやしよりボリューム感がアップ
- 豆乳には女性に嬉しいイソフラボンが含まれています。

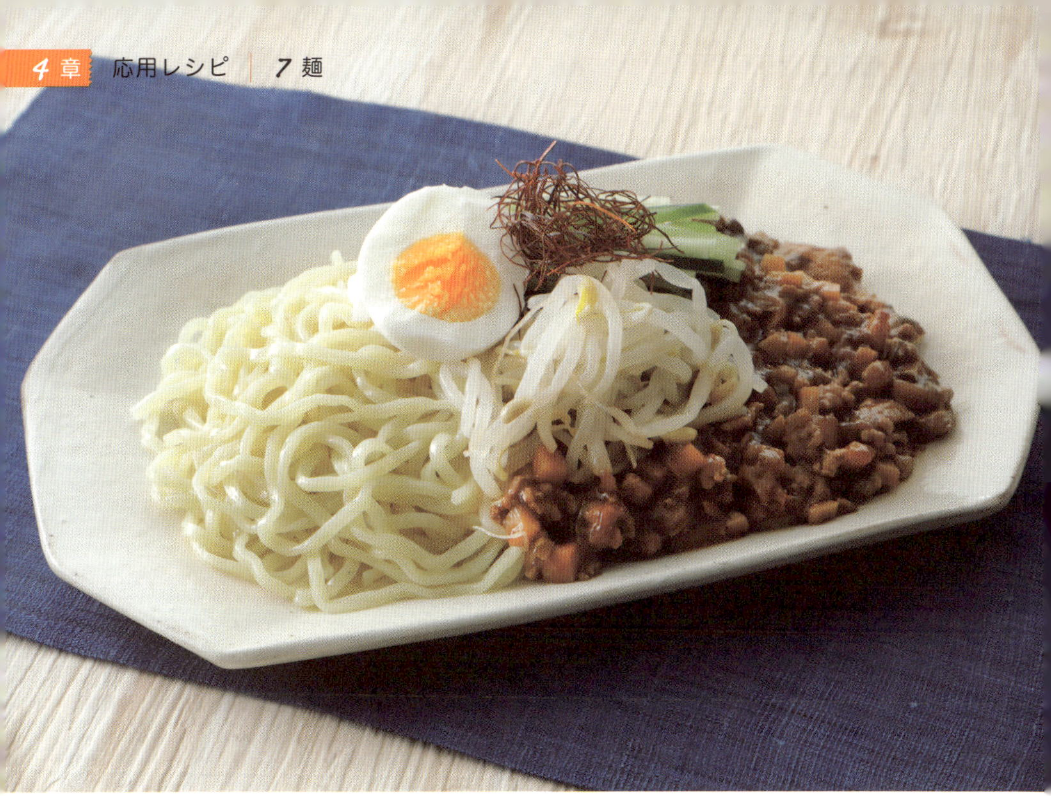

食物繊維豊富なたけのこ、しいたけとみその組み合わせで便秘を解消

疲労回復　美肌　ダイエット　便秘

肉みそ和え麺

材料（2人分）

もやしレモン…100g
豚ひき肉…150g
長ねぎ…1/2本（50g）
たけのこ…50g
しいたけ…2枚（40g）
きゅうり…1/2本（50g）

A
- にんにく・しょうが（すりおろし）…各小さじ1/2
- ごま油…大さじ1/2

B
- 水…200ml
- みそ（あれば赤みそ）…大さじ1
- オイスターソース…大さじ1/2
- 豆板醤・砂糖…各小さじ1

水溶き片栗粉…適量
中華麺…2玉　糸唐辛子…適量

作り方

1. もやしレモンをざく切りにする。長ねぎ、たけのこ、しいたけをみじん切りにする。きゅうりを千切りにする。
2. フライパンに**A**を入れて中火にかけ、豚ひき肉を炒める。火が通ってきたら、長ねぎ、たけのこ、しいたけの順に加えて炒める。
3. 全体に火が通ってきたら**B**を加えて味を調え、水溶き片栗粉を加えてとろみをつける。
4. 中華麺を袋の表示時間通りに茹で、皿に盛り付け、3をかけて、きゅうりともやしレモンを添え、上に糸唐辛子をのせる。

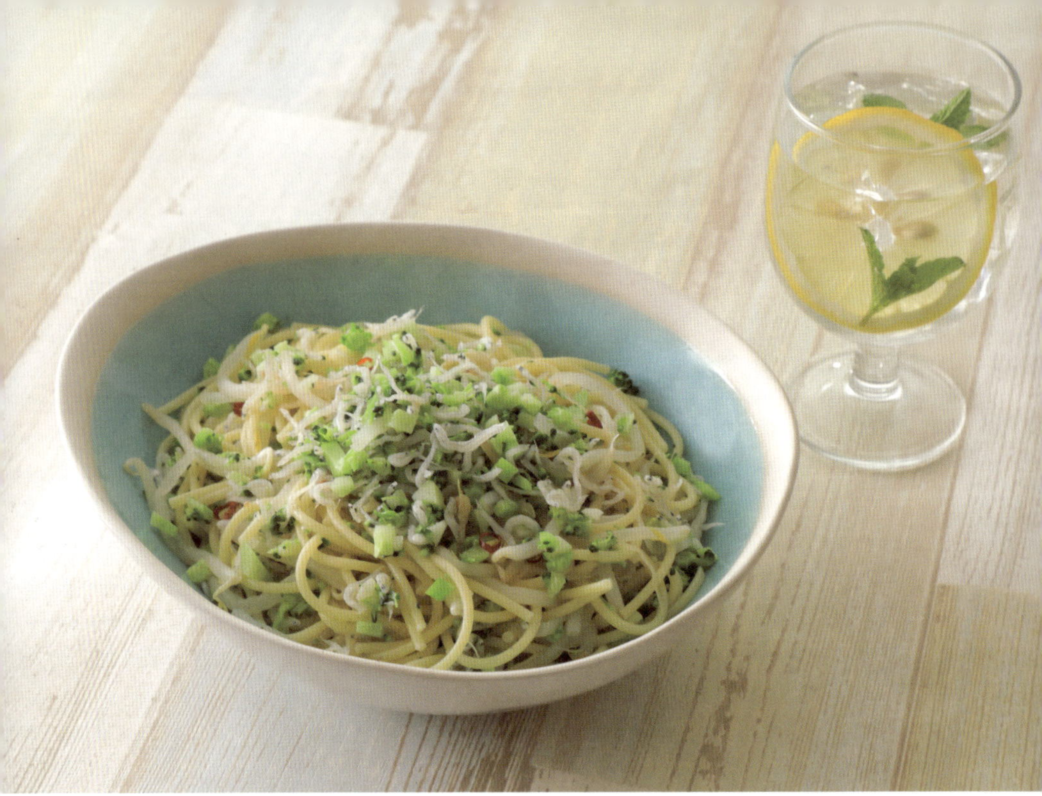

レモンのクエン酸で
じゃこのカルシウムの吸収率ＵＰ

疲労回復　食欲増進　骨強化　便秘

じゃことブロッコリーのペペロンチーノ

材料（2人分）

もやしレモン…100g
じゃこ…40g
ブロッコリー…100g
スパゲッティ…160g

A
- にんにく（みじん切り）…1かけ
- 唐辛子（輪切り）…適量
- オリーブオイル…大さじ1

B
- スパゲッティのゆで汁…100ml
- 塩…小さじ1/2
- 黒こしょう…少々

作り方

1 ブロッコリーを粗刻みにする。

2 スパゲッティを多めのお湯でゆでる。袋の表示時間の1分前になったらブロッコリーを加えて15秒くらいでゆで上げる。

3 フライパンに**A**を入れて中火にかけ、にんにくの香りがたったら、じゃこ、*2*、**B**の順に味を調え、最後にもやしレモンを加えてさっと混ぜ合わせる。

調理 point

- ブロッコリーはスパゲッティと一緒にゆでることで時短になります。
- ブロッコリーを小さく刻めば、麺との絡みも良くなります。

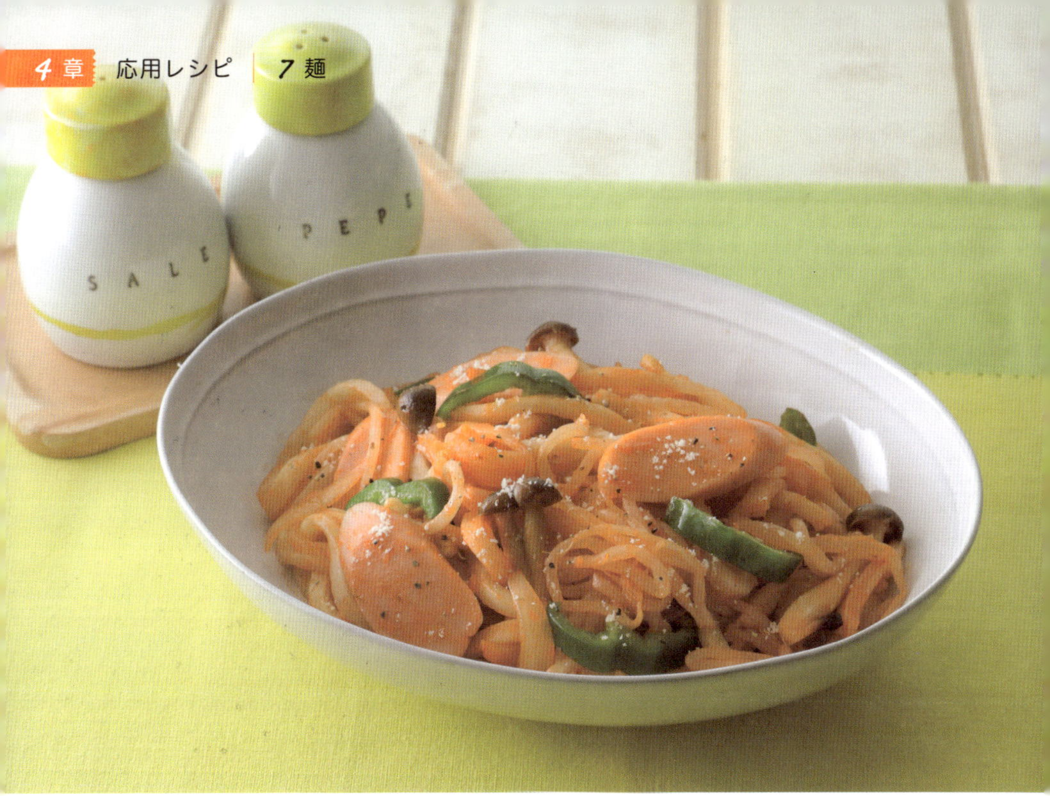

ケチャップとレモンの酸味が
相性抜群！

ナポリタンうどん

血液サラサラ　疲労回復　食欲増進　便秘

材料（2人分）

- もやしレモン…100g
- 魚肉ソーセージ…1本
- 玉ねぎ…1/4個（50g）
- しめじ…1/2袋（50g）
- ピーマン…1個（30g）
- うどん…2玉
- オリーブオイル…大さじ1
- A ケチャップ…大さじ4
- A 塩・黒こしょう…少々

作り方

1. 魚肉ソーセージを斜め薄切りにする。玉ねぎ、ピーマンを細切りに、しめじは手でほぐす。
2. フライパンにオリーブオイルを入れて中火にかけ、玉ねぎ、しめじ、ピーマン、魚肉ソーセージの順に炒める。
3. うどんを加え、もやしレモン、Aを加えて炒め、味を調える。

調理 point

- 冷凍うどんでもOK。
- もやしが麺の代わりになり、かさ増し効果アリ。

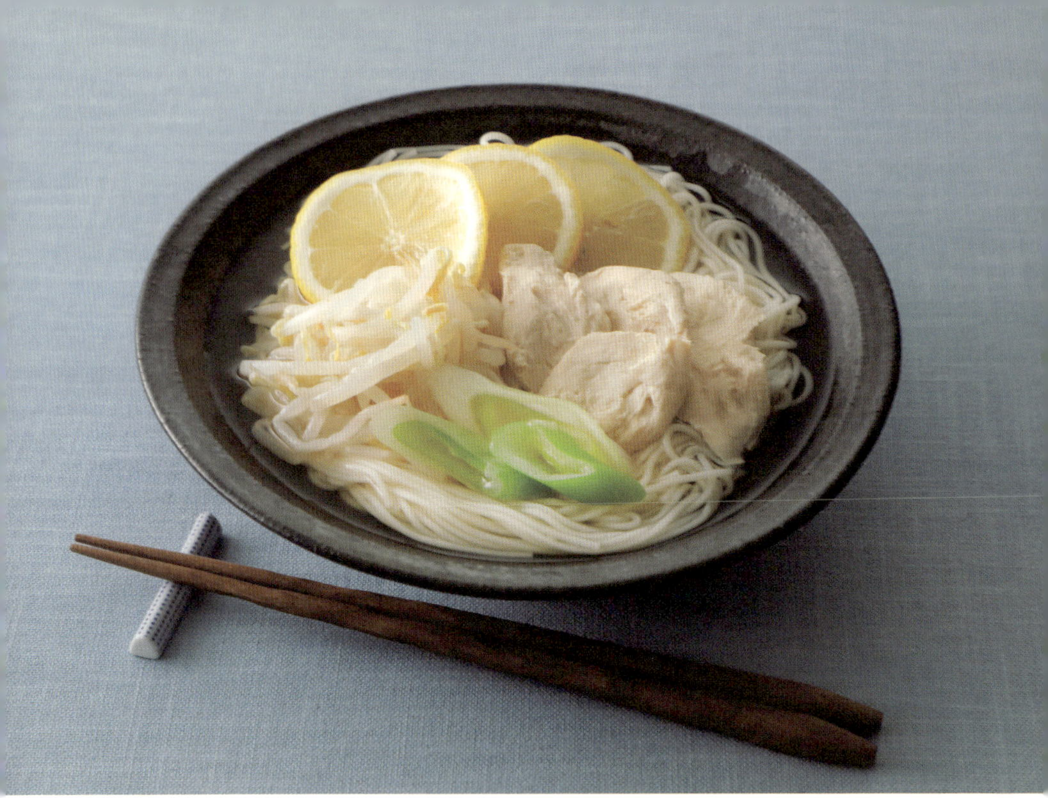

ささみの旨味が効いたスープ
レモンを加えることで減塩効果も

疲労回復　食欲増進　美肌　ダイエット

減塩鶏だしにゅうめん

材料（2人分）

もやしレモン…100g
鶏ささみ…4本（160g）
長ねぎ…1本（100g）
そうめん…200g
レモン…1/2個（50g）
だし汁…800ml
A［薄口しょうゆ・みりん…各大さじ1
　 塩…小さじ1/4

作り方

1 鶏ささみの筋を取り、薄切りにする。長ねぎを斜め切りにする。レモンを薄めの輪切りにする。

2 鍋にだし汁を入れて中火にかけ、温まってきたら鶏ささみを加えてアクを取る。長ねぎを加えて火が通ったら、もやしレモンと**A**を加えて味を調える。

3 そうめんを袋の表示時間通りにゆであげる。

4 3を器に盛り付け、2をかけ、レモンを添える。

調理 point

- ささみをゆでた後、グツグツ煮立たせない方がパサつかず、しっとりと仕上がります。

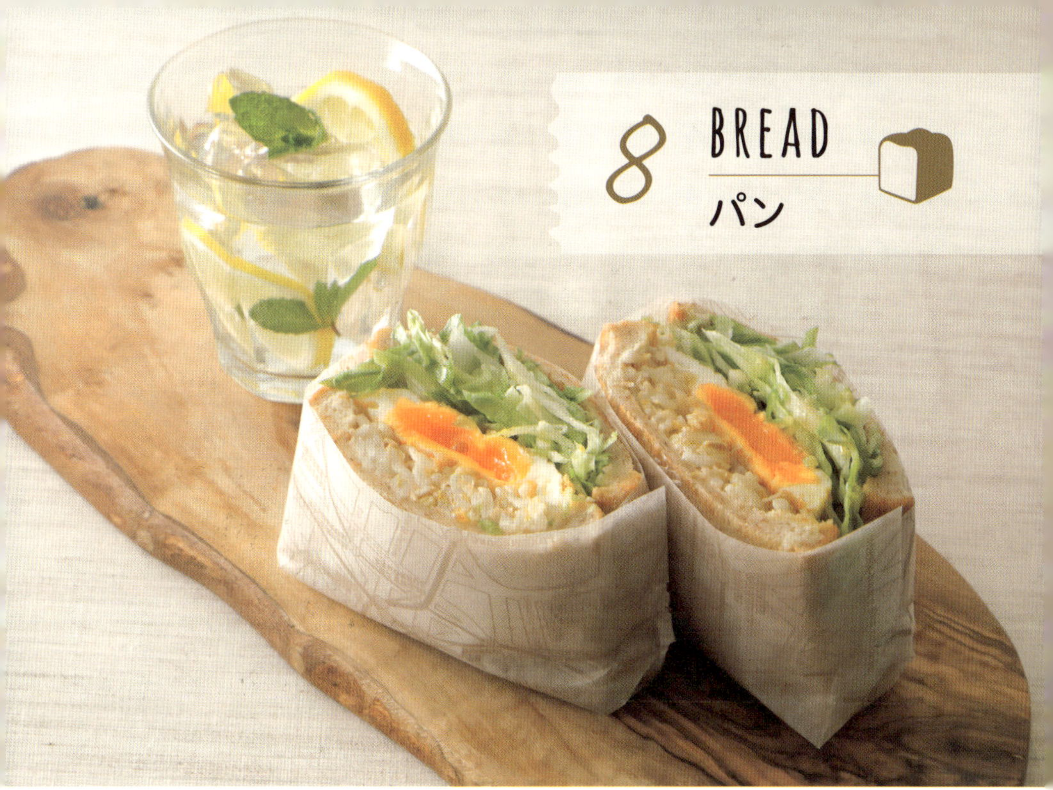

8 BREAD パン

もやしレモンがたっぷり入った
ボリューム満点サンドイッチ

美肌

目玉焼きのボリュームサンド

材料（2人分）

もやしレモン…100g
ライ麦パン（8枚切り）…4枚
レタス…3～4枚（60g）
卵…2個
オリーブオイル…大さじ1/2
マヨネーズ…適量

作り方

1 もやしレモンの汁気をよく絞り、粗刻みにする。レタスを千切りにする。

2 フライパンにオリーブオイルを入れて中火～弱火にかけ、卵をのせて両面半熟になるまで焼く。

3 ライ麦パンを両面軽くトーストする。片面にマヨネーズを塗る。

4 ライ麦パン、レタス、目玉焼き、もやしレモン、ライ麦パンの順に重ね、ラップなどで包み、半分に切る。

調理point

- しっかりともやしレモンの水気を切って入れましょう。
- ボリュームサンドはラップでくるんで、しっかりと固定してから切ると失敗しません。

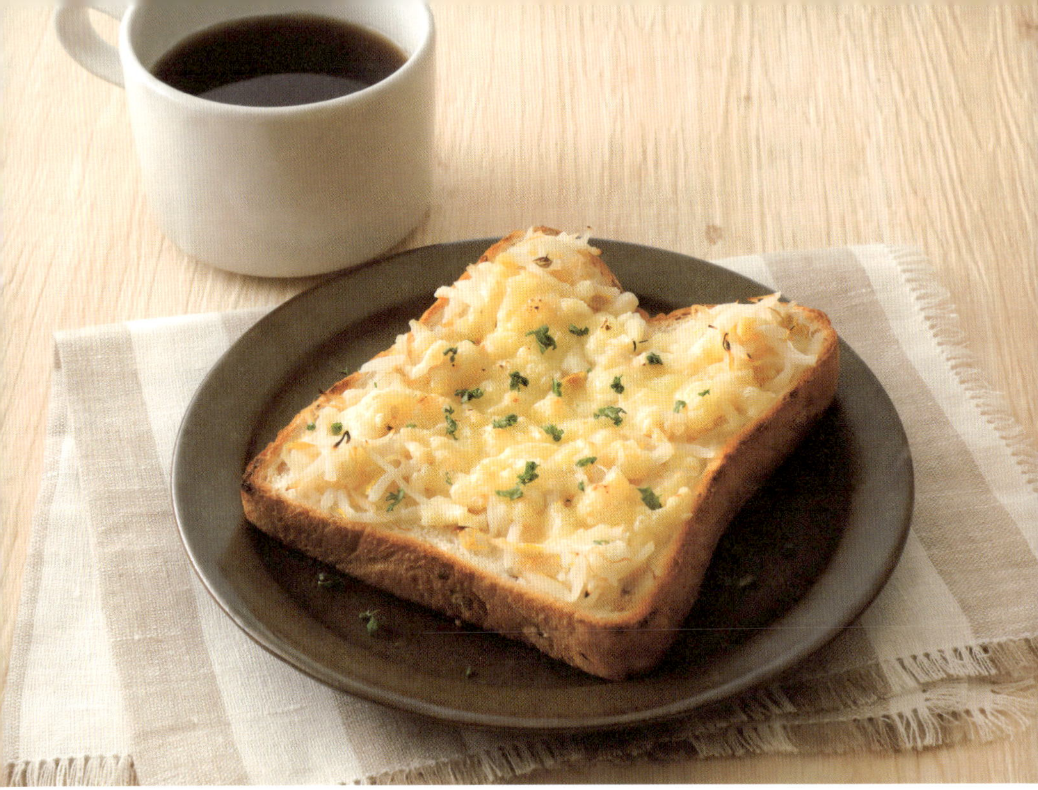

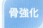

ライ麦パンや全粒粉パンで
食物繊維をアップ！

疲労回復 美肌 骨強化 便秘

もやしレモンチーズトースト

材料（2人分）

もやしレモン…100g
※写真は大豆もやしを使用
ライ麦パン（6枚切り）…2枚
ピザ用チーズ…40g
パセリ（刻み）…適量

作り方

1 もやしレモンの汁気をよく絞り、粗刻みにする。

2 ライ麦パンにもやしレモン、ピザ用チーズをのせてオーブントースターで焼き色がつくまで5〜8分焼く。

3 パセリをかける。

栄養 point

- チーズのカルシウムはレモンのクエン酸で吸収率アップ。
- 大豆もやしを使うことで、シンプルなトーストもボリューム感が出ます。

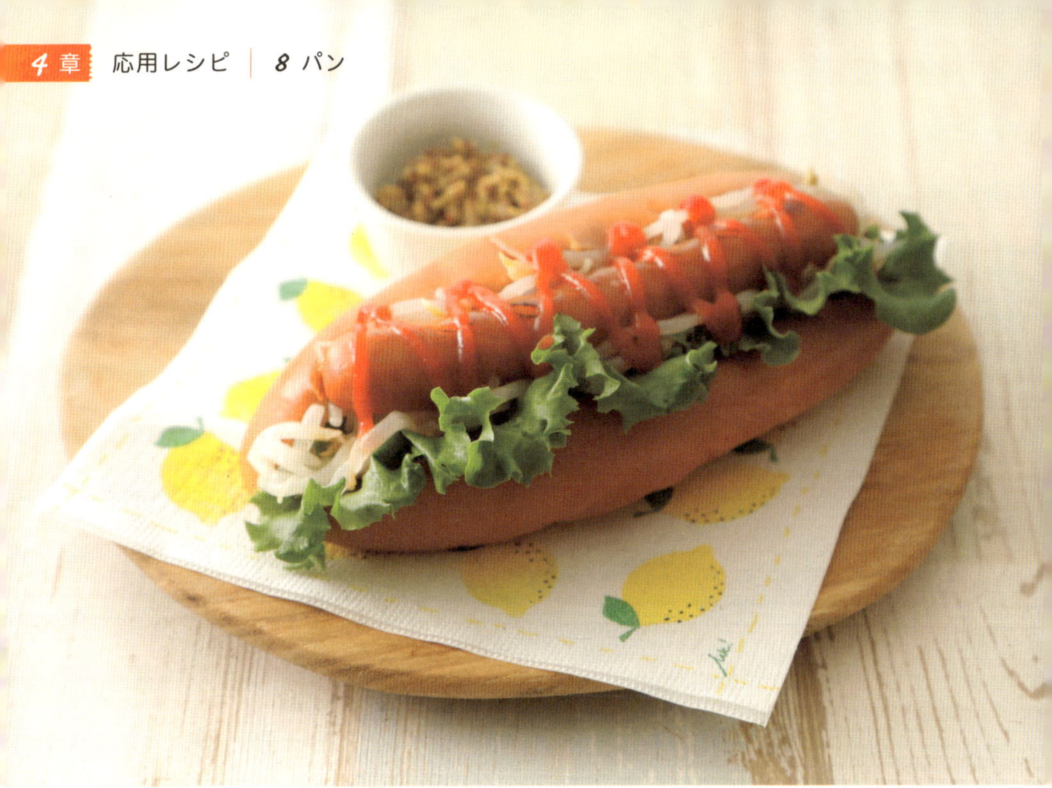

もやしレモンや野菜を入れて
ホットドッグをヘルシーに

疲労回復 美肌

ヘルシーホットドッグ

材料（2人分）

- もやしレモン…100g
- ドッグパン…2個
- ソーセージ…2本
- グリーンリーフ…2枚
- オリーブオイル…小さじ1
- ケチャップ…適量
- 粒マスタード…適量

作り方

1. ソーセージに切り込みを入れる。フライパンにオリーブオイルを入れて中火にかけ、ソーセージを焼く。
2. ドックパンにグリーンリーフ、もやしレモンを入れてソーセージをのせ、お好みでケチャップや粒マスタードをつける。

調理point

- ハンバーグサンド、コロッケサンドなど様々なメニューでアレンジ可能。
- パンとソーセージだけになりがちなホットドックも、もやしレモンを加えるだけでヘルシーに。

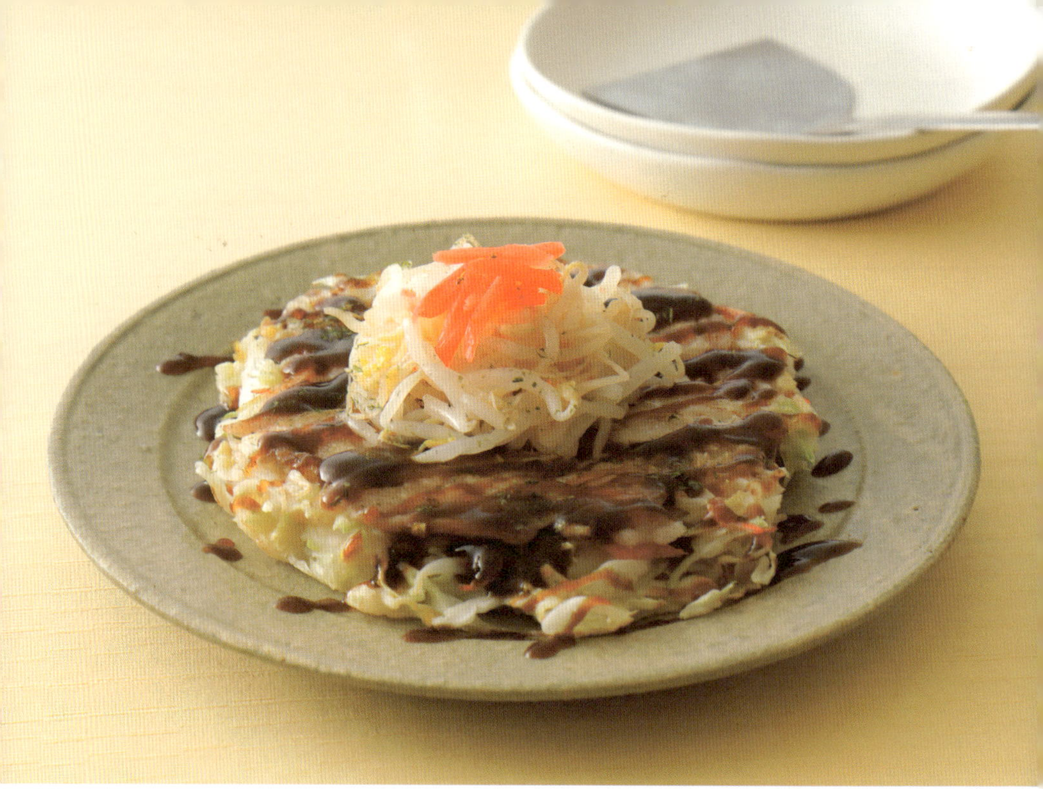

もやしレモンのシャキシャキ食感が楽しめる

疲労回復　食欲増進　美肌　骨強化

もやしレモンのお好み焼き

材料（2人分）

もやしレモン…100g
豚薄切り肉…120g
キャベツ…3枚（150g）
桜えび…5g
A ┌ 長芋…30g
　 │ だし汁…150ml
　 └ 小麦粉…100g
サラダ油…大さじ1/2
お好み焼きソース…適量
青のり…適量
紅生姜…適量
（付け合わせ）もやしレモン…適量

作り方

1 もやしレモンを粗刻みにする。キャベツを千切りにする。長芋をすりおろす。

2 ボウルに**A**を上から順に加え、よく混ぜたら、もやしレモンとキャベツ、桜えびを加える。

3 フライパンにサラダ油を入れて中火～弱火にし、2を2つに分けて入れて丸く形を整え、上に豚肉をのせる。

4 3分くらいして生地が固まってきたら裏返してさらに3～5分焼く。

5 お皿に盛り付け、ソースをかけ、青のり、紅生姜、もやしレモンなどを添える。

調理point

● 好きなだけもやしレモンのトッピングを足して、野菜をたっぷりとりましょう。

5章 ここが変わった！　元気になった！
もやしレモン体験レポート

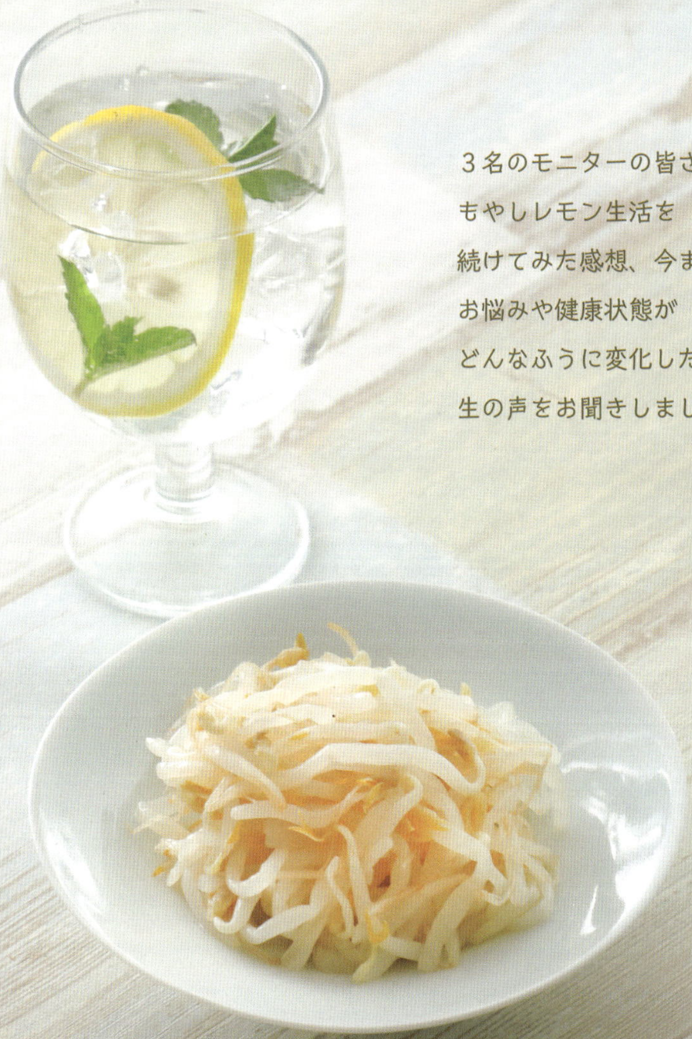

3名のモニターの皆さんに、
もやしレモン生活を
続けてみた感想、今までの
お悩みや健康状態が
どんなふうに変化したのか、
生の声をお聞きしました。

体験談

1

5分でできておいしいもやしレモンのおかげでなかなかとれなかった疲れが、たった10日で感じなくなった！

M・Oさん　62歳

私の悩みは、疲れがなかなかとれないこと。飲食店で働いているので、長い時間ずっと立ちっぱなしで、忙しいときは休憩もままならないほど。仕事が終わるとぐったりして食欲も起こらないくらいでした。

「もやしレモン」のことを知ったのは、2019年の3月。知り合いから教えてもらって食べ始めました。とにかく作り方が簡単で、5分くらいでできてしまうのですぐに食べられるし、かさがあるので結構それだけでおなかいっぱいになるのです。電子レンジで作れるところもいいな、と思いました。

それに、なんといってもおいしいのが最大の魅力でした。あまり野菜が好きではない私でしたが、味がしっかりしていて食べ応えがあるので、これならいくらでも食べられました。

梅干を乗せたりごま油をかけて食べたりして、味の変化を楽しむ工夫もしました。

そうして10日ほどたったころ、夕方になっても疲れをあまり感じなくなっていることに気がついたのです。脚のだるさも消えて、てきぱき動けるようになってきたのです。

体の重だるさがなくなってからは、肩のこりや疲れ目も改善し、仕事もはかどるようになって、趣味の裁縫もまた最近始めています。

価格も安いし、調理時間も短くて済むので、これからもちょくちょく作って食べていこうと思っています。

体験談

2

30年も悩んだ便秘がわずか3日で改善し、体が軽くなったことを実感。体重も2kg減って、化粧ののりもよくなった

M・Eさん　56歳

頑固な便秘に悩まされて早30年。

青汁を飲んだり、便秘にいいとされるお茶を飲んだり、いろいろなことを試してきましたが、効果を感じられるのは最初だけ。1週間ほどたつとまた効果を感じられなくなることの繰り返しでした。

もうあきらめていた矢先、友達から教えてもらったのが、もやしレモンでした。友達も便秘に悩んでいたのですが、もやしレモンを食べて3日ほどで改善したと聞き、さっそく試してみました。

便秘対策として野菜は結構食べていた私ですが、もやしはそれほど好きではなかったのであまり食べていませんでした。ところが、もやしレモンにして食べてみたところ、すごくおいしいので驚きました。味がしっかりしていて、もやし臭さがなく、レモンのさっぱりした風味が食欲をそそるのです。

加えてうれしかったのは、作り方の簡単さです。ものの5分ほどでできちゃうし、試しに夫や子供のお弁当に入れてみたら、みんなおいしいと言ってくれたのです。

肝心の効果のほどはというと、食べはじめて3日後にしっかり便が出ました。それからほぼ毎日朝になると便通があり、体がすごく軽くなったことを実感。

化粧ののりもよくなって乾燥肌も解消し、3カ月後には体重は53kgから51kgに（身長１５５㎝）。予想外のうれしい出来事でした。

これからももやしレモンを食べ続けていきたいですね。

体験談

3

たった1カ月で血糖値が正常値まで回復し、便秘、疲労、肩こりも消えた。しみもなくなり肌にハリも！

Y・Mさん　74歳

３年前に健康診断のため病院に行ったら、糖尿病と診断されました。体調そのものはどこも悪くなかったのですが、このまま放っておくわけにもいかず、治療することに。

血糖値は空腹時で１７８㎎／dℓ。正常値が１１０㎎／dℓ未満ですからかなり高めです。ヘモグロビンＡ１ｃの値は７・８。正常範囲は４・６～６・２ですからこちらも高め。薬は一応もらっていましたが、あまり飲まずに、食事療法中心の治療をしていました。その間には、くも膜下出血で生死の境をさまよったこともありました。幸運にも大事には至らず、後遺症も残りませんでした。しかし、年齢を考えると、もっと健康に気をつかわないといけないと考えるようになりました。

そんなとき、知り合いから「もやしレモン」を教えてもらったのです。私は朝に1回食べていました。サラダに混ぜたりオリーブ油をかけたり、もずくや納豆と和えてみたり、いろいろ工夫して食べるようにしました。おいしくていくらでも食べられるし、カロリーも少ないので太る心配もない。糖尿病治療にはうってつけだと思いましたね。

血糖値が正常値まで戻ったのは1カ月後のことでした。病院で検査したら92㎎／dℓまで下がっていたのです！　ヘモグロビンＡ１ｃはまだ正常範囲までは下がっていませんが、これから食べ続けてしっかり下げたいですね。

それ以外でも、便秘が改善したり疲れにくくなったり、肩が全然こらなくなったりなどの効果がありました。中でもうれしかったのは肌がきれいになったこと。しみもなくなってハリも出てきたんです。

もちろんこれからも食べ続けますよ！

おわりに

最後までご覧いただき、ありがとうございます。
今の気持ちが「もやし買いたい！」「ゆでたい！」「レモンと和えたい！」だったら嬉しいなと思います。

このような健康メニューは続かなければ意味がないと思うのですが、たくさんのもやしレモン料理を作ってきて私が感じた無理なく継続できる魅力を3つご紹介します。

まずひとつめは「コスパ」。もやしは、手に入りやすい食材No．1と言っても過言ではなく、1年中安く買うことができます。個人的にはより栄養価が高い大豆もやしが好きなのですが、それでも1袋１００円未満で購入できてしまいます。

次に「作りやすさ」。包丁も使うことなく、ゆでて和えるだけ。厚手のポリ袋を使えばボウルなどの洗い物も出さずにすみ、本当に楽で、あと1品欲しい時などにもぴったりです。1袋があっという間になくなってしまうので、私は2〜4袋くらいをまとめて作っていました。

最後に何と言っても「美味しさ」。私はたくさんのメニューを考案し、毎日のようにもやしレモン料理を作ってきました。さすがに途中で飽きるのではないかと心配しましたが、全くそんなことはなく、家族も毎回喜んで食べてくれました。シャキシャキとした食感はゆでてもやしレモンにしても持続し、どの料理も食感を楽しむことができます。

おいしくて、様々な栄養が含まれているもやしレモン。皆様の日々の食事の一助となれば幸いです。

―管理栄養士　柴田真希

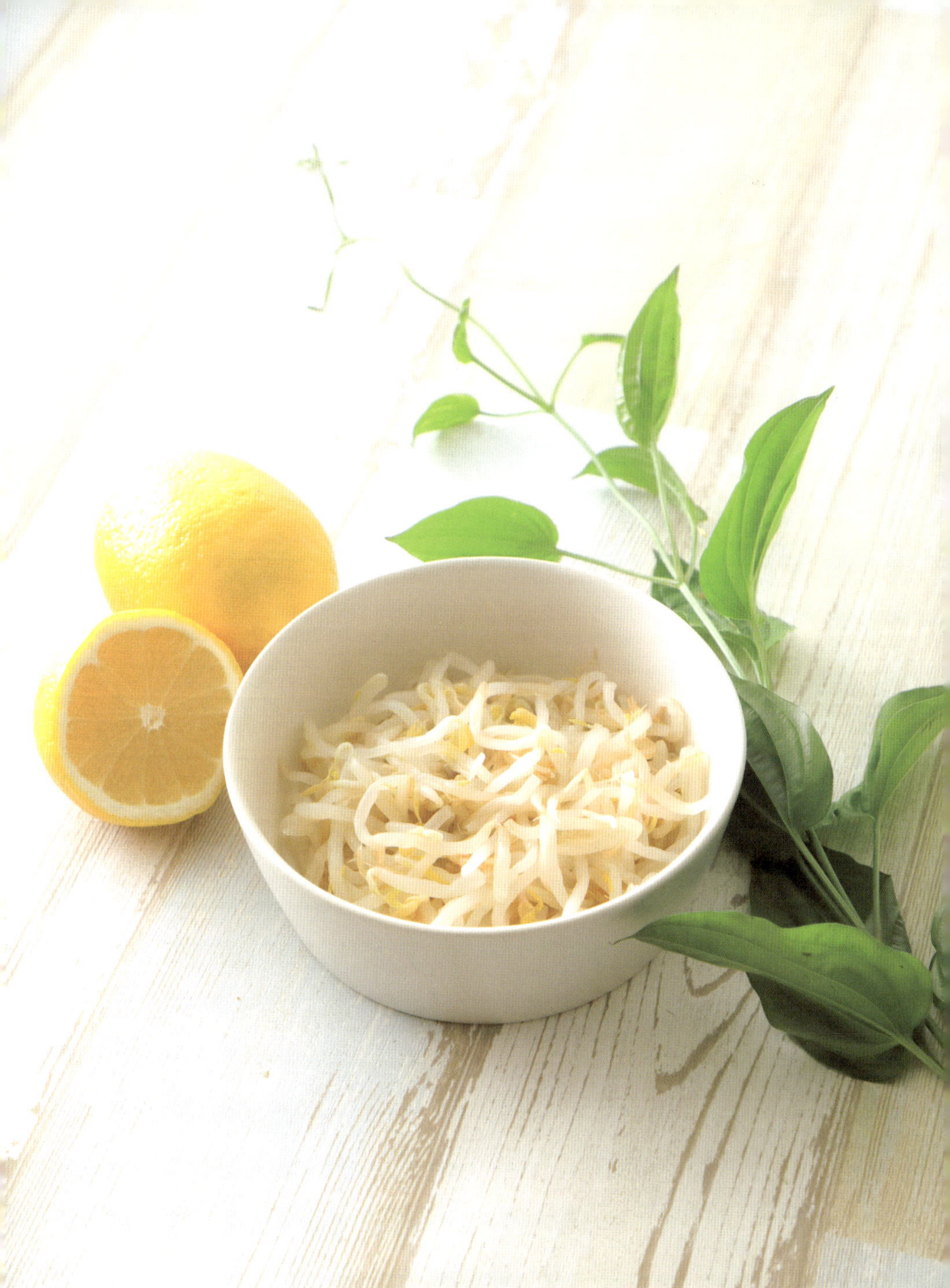

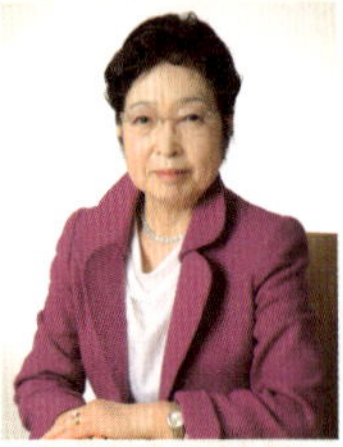

監修

三浦理代（みうら・まさよ）女子栄養大学名誉教授

1969年 女子栄養大学栄養学部を卒業後、同大学の食品栄養研究室の助手となる。1986年に東京大学で農業博士の博士号を取得。2001年に女子栄養大学の教授に就任。2017年に退官し、名誉教授となる。野菜が体に及ぼす影響を研究テーマとし、「野菜を食べると健康になる」ということを科学的に立証するため､日々調査､研究を行ってきた。「食べ物と健康（共著）」（同文書院）など著書多数。

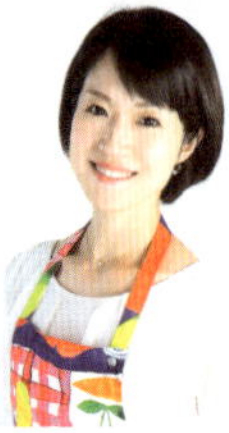

レシピ製作・監修

柴田 真希（しばた・まき）管理栄養士　㈱エミッシュ代表取締役

女子栄養大学短期大学部卒業後、給食管理、栄養カウンセリング、食品の企画・開発・営業などの業務に携わり、独立。現在はお料理コーナーの番組出演をはじめ、各種出版・WEB媒体にレシピ・コラムを掲載する他、食品メーカーや飲食店のメニュー開発やプロデュースなどを手がける。「女子栄養大学の雑穀レシピ」（PHP研究所）、「やっぱり、塩レモン！魔法の調味料で作る絶品レシピ」（河出書房新社）、など著書多数。

女子栄養大学の疲れをとるもやしレモン

2019年8月28日　初版第1刷発行

監　修　三浦理代

レシピ製作・監修　柴田 真希

発行者　澤井聖一

発行所　株式会社エクスナレッジ
http://www.xknowledge.co.jp/
〒106-0032　東京都港区六本木7-2-26

問合先　編集 TEL.03-3403-6796 FAX.03-3403-0582
販売 TEL.03-3403-1321 FAX.03-3403-1829
info@xknowledge.co.jp